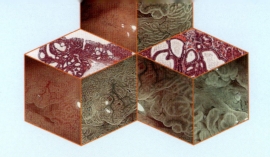

「なぜ」がわかる！
胃炎・胃癌の内視鏡診断

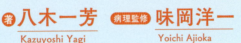

Endoscopic diagnosis of gastritis and gastric cancer

著 八木一芳　病理監修 味岡洋一
Kazuyoshi Yagi　　　　Yoichi Ajioka

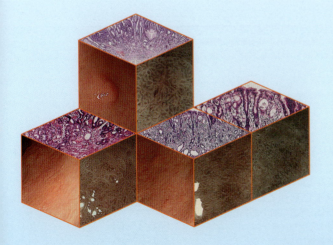

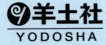

謹告 ────

　本書に記載されている診断法・治療法に関しては，発行時点における最新の情報に基づき，正確を期するよう，著者ならびに出版社はそれぞれ最善の努力を払っております．しかし，医学，医療の進歩により，記載された内容が正確かつ完全ではなくなる場合もございます．

　したがって，実際の診断法・治療法で，熟知していない，あるいは汎用されていない新薬をはじめとする医薬品の使用，検査の実施および判読にあたっては，まず医薬品添付文書や機器および試薬の説明書で確認され，また診療技術に関しては十分考慮されたうえで，常に細心の注意を払われるようお願いいたします．

　本書記載の診断法・治療法・医薬品・検査法・疾患への適応などが，その後の医学研究ならびに医療の進歩により本書発行後に変更された場合，その診断法・治療法・医薬品・検査法・疾患への適応などによる不測の事故に対して，著者ならびに出版社はその責を負いかねますのでご了承ください．

❖ **本書関連情報のメール通知サービスをご利用ください**

　メール通知サービスにご登録いただいた方には，本書に関する下記情報をメールにてお知らせいたしますので，ご登録ください．

・本書発行後の更新情報や修正情報（正誤表情報）
・本書の改訂情報
・本書に関連した書籍やコンテンツ，セミナーなどに関する情報

※ご登録の際は，羊土社会員のログイン／新規登録が必要です

ご登録はこちらから

序

　1998年にregular arrangement of collecting venules（RAC）を発表して以来，胃炎・胃癌の研究に没頭してきました．そして消化器内科医人生の集大成の本を出したいと考え，羊土社さんに相談しました．思えば学生時代，NHKに出演した故・市川平三郎先生（当時国立がんセンター病院長）から「胃癌は日本の国民病です．しかし早期発見することで救えます」という内容のお話しを聞き，そして柳田邦男さんが執筆された「ガン回廊の朝」を読み大変感銘し，消化器癌診断に自分の医師人生にかけてみようと考えるようになりました．

　RACの発見はピロリ菌に未感染の正常の胃の拡大内視鏡像，組織像などの多くの知識を提供してくれ，さまざまな胃研究をはじめることができました．

　その後慢性胃炎の進展や癌発生機序が胃研究への大きな課題として残りましたが，そのような研究は一般病院勤務の立場ではなかなか手を出せずにいました．しかし2017年に新潟大学地域医療教育センター・魚沼基幹病院の特任教授に就任することで文部科学省の科学研究費申請の資格を得ることができ，この広大な研究を開始することができました．その内容は本書の第3章，第7章，第8章に記述しています．またgreen epitheliumもこの研究から生まれた副産物でもあります．

　この研究のために5,000枚を超えるプレパラートの胃炎と胃癌の免疫染色を引き受けてくださった病理技師の西村広栄氏（2017年当時新潟県立吉田病院，現在県立がんセンター新潟病院），新潟県立吉田病院の標本使用を許可してくださった中村厚夫先生（県立吉田病院院長）に厚く感謝を申し上げます．

　またこの研究にご興味をもってくださり，遺伝子研究をお薦めくださった新潟大学消化器内科の寺井崇二教授，共同研究者の土屋淳紀准教授，橋本 哲先生（埼玉県済生会川口総合病院消化器内科主任部長）にこの場をお借りしてお礼申し上げます．

　2024年現在，RAC陽性のピロリ未感染胃の方々が増加し続けるなか，新しいタイプの胃腫瘍が発表され注目されています．胃疾患研究はこれからも留まることはありません．

　胃底腺，幽門腺という固有腺と表層の腺窩上皮という複雑な構造からなり，さらにその固有腺が化生を起こしていくという性格が胃をきわめて興味深い臓器にしています．

　この本を手にとった方々が夢をもってワクワクしながら胃の研究の指針として本書を利用してくださることを心から願っています．

2024年9月

まだまだ残暑の続く新潟市の自宅にて

八木一芳

「なぜ」がわかる！
胃炎・胃癌の内視鏡診断
Endoscopic diagnosis of gastritis and gastric cancer

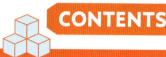

序 3

第1章 胃の正常像を理解する 8
● 正常胃の構造 ● 正常胃の通常内視鏡像 ● 正常胃の拡大内視鏡像

第2章 white zone について 17
● white zone は NBI 内視鏡像のどれ？ ● white zone が視認される機序 ● white zone が視認されない上皮 ● NBI 内視鏡像と酢酸撒布像の対比

第3章 慢性胃炎の内視鏡像と組織像 25

1 慢性胃炎における萎縮のプロセス
腸上皮化生に至るまでの組織学的変化 25

● 萎縮の発生と進展の概念 ● 正常の胃底腺粘膜の組織像 ● 動物実験における胃粘膜萎縮の最初の現象：Spasmolytic polypeptide-expressing metaplasia について ● ヒトの慢性胃炎で腺底部に幽門腺化生が発生している組織像 ● 主細胞様細胞の MUC6 陽性細胞への変化 ● 腸上皮化生はどこから発生するか ● 分子細胞学からみる腸上皮化生の発生 ● 免疫組織から見た CDX2 の働きと腸上皮化生の発生 ● 胃底腺粘膜から腸上皮化生発生までのプロセスのまとめ

2 通常内視鏡における活動性炎症と萎縮の診断 36
● 活動性胃炎 ● 非活動性胃炎

3 拡大内視鏡における萎縮と活動性炎症の診断 47
● A-B 分類 ● 拡大内視鏡による活動性胃炎と非活動性胃炎の鑑別法

CONTENTS

第4章 胃癌の診断〜分化型胃癌を中心に〜　56

1 拾い上げ診断のコツ　56

ⓐ 色調変化　56
● 発赤調病変 ● 黄色調病変 ● 褪色調病変

ⓑ 近接観察模様　65

ⓒ NBI での色調変化　67
● 発赤調病変 ● 褪色調病変 ● 近接観察模様 ● green epithelium が背景に現れない症例

2 色素撒布の効用と弱点　73
● 色素撒布と拡大観察の比較 ● 色素撒布が有効な病変 ● 色素撒布が一部有用でない症例 ● 色素撒布が有用でない病変

3 NBI を有意義に用いる方法　81
● green epithelium の紹介 ● NBI の色調変化観察で気をつけるべき病変

4 NBI 拡大内視鏡診断のコツ　99

ⓐ 胃底腺粘膜が背景の症例　99
● 未分化型胃癌 ● 胃底腺型胃癌 ● 胃底腺型胃癌と鑑別を要する胃疾患 ● 胃底腺が他の組織に置き換わることで拡大像が管状模様に変化する原理の応用 ● 腺窩上皮の癌

ⓑ 萎縮粘膜が背景の症例　118
● 癌が管状模様を呈する場合 ● 癌が円形開口部を伴う場合

5 高分化管状腺癌（tub1）と中分化管状腺癌（tub2）　125
● tub1 と tub2 の考え方 ● tub2 の拡大内視鏡像

第5章 腸型腺腫の診断
腺腫と癌の症例検討から　135
● 腸型腺腫の定義 ● 腺腫が生検で"癌"となる理由 ● 検討内容の紹介 ● 腸型腺腫と腺癌（tub1）との拡大内視鏡の鑑別点の検討 ● 症例の紹介

第6章 胃型腺腫の診断　145
● 胃型腺腫の定義 ● 症例の紹介

CONTENTS

第7章 分化型胃癌の発生機序
免疫組織学および遺伝子解析より　157

- 腸上皮化生の発生と癌の発生 ● CDX2 の細胞に与える役割 ● 遺伝子解析による検討
- 慢性胃炎の萎縮発生から胃癌発生までのプロセス ● 腸上皮化生が存在しない胃からの胃癌発生

第8章 除菌後胃癌に出現する非癌表層上皮の由来　168

- 除菌後胃癌に観察される非癌表層上皮の現在までの知見 ● 非癌表層上皮発生の検討方法 ● 非癌表層上皮の発生機序の検討

索引　174

プロフィール　176

本書に登場するキャラクターの紹介

カズ先生
胃が大好きな内視鏡医.

ヨウ先生
カズ先生の仲良しの病理医.

ポコ博士
以前，カズ先生が飼っていた猫．アメリカン・ショートヘアの女の子．天国にいったがカズ先生が本を出すというので，天国のニャンコ医科大学を卒業して，この本の執筆に参加しています．

「なぜ」がわかる！
胃炎・胃癌の内視鏡診断
Endoscopic diagnosis of gastritis and gastric cancer

第1章	胃の正常像を理解する	8
第2章	white zone について	17
第3章	慢性胃炎の内視鏡像と組織像	25
第4章	胃癌の診断〜分化型胃癌を中心に〜	56
第5章	腸型腺腫の診断 腺腫と癌の症例検討から	135
第6章	胃型腺腫の診断	145
第7章	分化型胃癌の発生機序 免疫組織学および遺伝子解析より	157
第8章	除菌後胃癌に出現する非癌表層上皮の由来	168

第1章 胃の正常像を理解する

■ はじめに

本書では，正常胃とは「A型胃炎など特殊な胃炎の合併もなく，さらにピロリ菌には過去も現在も感染していない未感染の胃」を指すこととします．まずは基本となる，正常胃の構造や内視鏡画像を押さえましょう．

1 正常胃の構造

胃は十二指腸側から幽門腺粘膜，胃底腺粘膜，そして食道に接する噴門腺粘膜から成っています（図1 Ⓐ）．ここで重要なのは**前庭部も口側は胃底腺粘膜**（図1 Ⓐ）であることです．

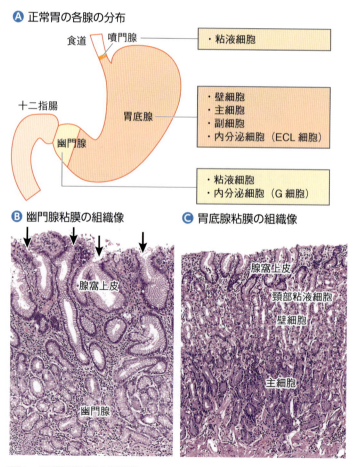

Ⓐ 正常胃の各腺の分布
Ⓑ 幽門腺粘膜の組織像
Ⓒ 胃底腺粘膜の組織像

図1 正常胃粘膜の組織像

また噴門腺粘膜は1〜2 mm程度と極めて狭くなっています（図1Ⓐ）．ではそれぞれの組織像を見てみましょう．なお，使用している組織像には炎症細胞を伴っているものもあります．その点はご了承ください．

幽門腺粘膜の表層は腺窩上皮から成っています（図1Ⓑ ➡：腺窩上皮）．その下には幽門腺が固有腺として存在します（図1Ⓑ）．

一方，胃底腺粘膜も表層は同じく腺窩上皮から成っていますが，その下は頸部粘液細胞・壁細胞・主細胞から構成される胃底腺から成っています（図1Ⓒ）．萎縮とともにこれらの胃底腺の細胞は消失したりして変化していきます（詳しくは**第3章**で解説します）．

胃底腺は上皮側から頸部粘液細胞，壁細胞，主細胞の順におおよそ並んでいます．壁細胞はピンク色で丸みをおびた三角の形の細胞で胃酸を作ります．主細胞は紫色の胞体をもった細胞で，ペプシノーゲンを持っています．

2 正常胃の通常内視鏡像

構造を理解したところで，内視鏡ではどう見えるのかを確認していきましょう．

①幽門腺粘膜

正常の幽門腺粘膜は**凹凸はなく色調も均一**です（図2Ⓐ）．幽門輪付近は樹枝状の血管が透見されることがよくあり，**これを萎縮と読影する方がしばしばいらっしゃいますが間違い**です．この部分は腺窩上皮の下に胃底腺でなく，幽門腺があり，そのため粘膜が薄く，粘膜筋板付近の血管が透見されるのです．

Ⓐ 幽門腺粘膜の内視鏡像

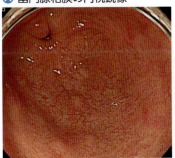

Ⓒ 前庭部近位側と胃角小彎の内視鏡像

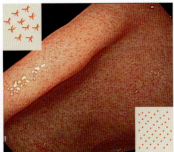

Ⓑ 胃底腺と集合細静脈の走行

Ⓓ 体下部の内視鏡像

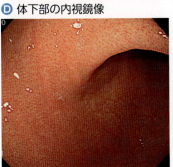

Ⓔ 体部小彎の内視鏡像

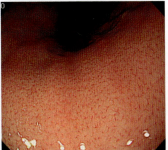

図2　正常胃の内視鏡像と集合細静脈の走行

萎縮は病的な状態の用語であり，正常胃で樹枝状血管が見えるからと言って，萎縮と呼ぶべきではありません．

②胃底腺粘膜

　正常の胃底腺粘膜の内視鏡像を理解するには**集合細静脈**という血管を理解する必要があります．腺窩上皮などの毛細血管は**腺頸部**（腺窩上皮と胃底腺の境界部）で合流し，集合細静脈を形成して胃底腺を垂直に下降していきます（図2Ⓑ）．正常胃の胃底腺粘膜では，この集合細静脈が内視鏡で透見されて観察されます．

　前庭部の口側と胃角も胃底腺粘膜ですので，集合細静脈が観察されます（図2Ⓒ）．遠景では**点**として，近接では**ヒトデ状**の形状で観察されます．胃体部ではもちろん集合細静脈は観察され，遠景では点状（図2Ⓓ），近接ではヒトデ状（図2Ⓔ）です．

　この集合細静脈が規則的に胃底腺領域配列している像は**RAC**（regular arrangement of collecting venules）と命名されています．**集合細静脈の規則的配列像**という意味です．RACが観察された胃はほぼ95％の確率で**ピロリ菌未感染で正常の胃**です[1]．

③穹窿部粘膜

　正常の穹窿部は胃底腺粘膜です．しかし通常内視鏡で観察される像は樹枝状血管が透見され，集合細静脈が観察されず，あたかも萎縮粘膜のようで体部の胃底腺粘膜とは異なって見えます．これはなぜでしょう．内視鏡施行時には穹窿部は空気が溜まり，伸展します．そのため粘膜が過剰に伸展して樹枝状血管が透見されます（図3Ⓐ）．では空気量を変えて観察してみましょう．空気をかなり減らしてみました（図3Ⓑ）．すると樹枝状血管は透見されなくなり，集合細静脈が視認されます．さらに空気量を減らしてちょっと近接観察してみます．集合細静脈は明らかでこれは正常の胃底腺粘膜とわかりますね（図3Ⓒ）．ちょっとNBI拡大内視鏡観察もしてみましょう（図3Ⓓ）．これは胃底腺粘膜の拡大像です（p13図6ⒶとⒺを参照）．空気量でこんなに内視鏡像が異なることをぜひご理解ください．

 ポコ博士のミニレクチャー

体部でも空気量によって内視鏡像が異なる

　穹窿部が空気が溜まり，粘膜が過伸展して樹枝状血管が透見できてあたかも萎縮粘膜のように見えると本文で述べたけど，未感染胃の体部でも過剰に送気をして粘膜を過伸展すると樹枝状血管が見えることがあるよ．空気量によって粘膜の血管の透見像が異なることを知るのが大事だね．

　具体的にみてみるよ．図4Ⓐはピロリ菌未感染胃体部の見下ろし像で典型的なRACが観察されるね．見上げ像でもRACは観察され，体部の襞も細く正常な形態で観察されているよ（図4Ⓑ）．でも，空気量を追加し体部粘膜を過伸展させると，樹枝状血管が観察されるようになる（図4Ⓒ）．これを見て「萎縮が存在する」と診断してはいけないんだよ．このようなときは「所見（見えている像）」と「診断（真実の形態的診断）」を分けて考えるべきだ．もしカズ先生が読影にあたったならば次のように言うと思うよ．「樹枝状血管が観察されますが空気量が多く，そのために観察されている可能性があります．わずかながらにRACを思わせる無数の点も観察されます．以上よりこの写真で萎縮とは言えません．適度な空気量の内視鏡像でこの胃を再評価したいと思います」これがピンポーンと思うニャ．

Ⓐ 胃穹隆部の通常空気量　　　　Ⓑ 空気減量

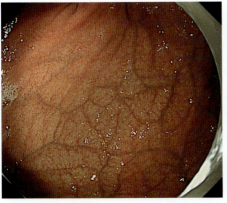
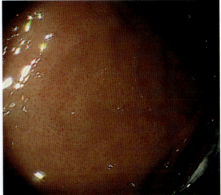

Ⓒ さらに空気減量　　　　　　　Ⓓ ⒸのNBI拡大内視鏡像

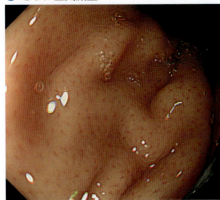
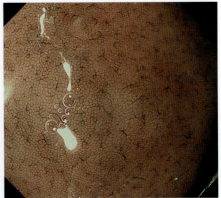

図3　正常胃・穹隆部の空気減量による内視鏡像の変化

3 正常胃の拡大内視鏡像

①幽門腺粘膜

　前庭部の幽門腺粘膜部分（図5Ⓐ）をNBI拡大すると畝状（管状）の **white zone** とその窩間部に**微小血管網**が観察されます（図5Ⓑ）．これが幽門腺粘膜の拡大像です．

　慢性胃炎の章（第3章）でも述べますが，体部で本来胃底腺粘膜であった部分も胃底腺が幽門腺化生を生じて萎縮粘膜に変化すると，この幽門腺粘膜のような拡大像に変化していきます．固有腺から胃底腺が消失するとこのような像が現れますが，この現象は胃底腺に置き換わるものが癌であっても生じます．これは「第4章 胃癌の診断〜分化型胃癌を中心に〜」のところで詳細に述べます．

②胃底腺粘膜

　正常の胃底腺粘膜を拡大観察すると図6Ⓐの像が観察されます．

　詳しくみていくと，RACとして観察された**集合細静脈**（collecting venules）がヒトデ状に観察され，また，この集合細静脈に合流するネットワークを形成する**毛細血管**（capillaries）も観察されます．毛細血管のネットワークのそれぞれのなかには黒点として**腺開口部**（pits）

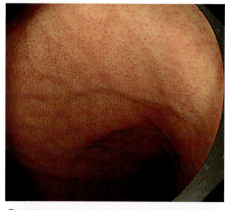
Ⓐ 体部見下ろし像

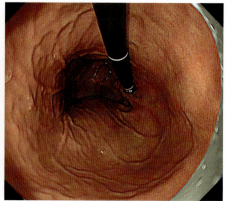
Ⓑ 体部見上げ像

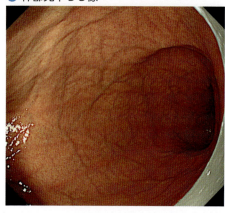
Ⓒ 体部見下ろし像

図4 正常胃・体部の空気増量による内視鏡像の変化

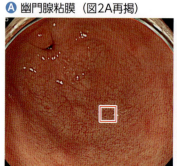
Ⓐ 幽門腺粘膜（図2A再掲）

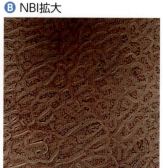
Ⓑ NBI拡大

図5 幽門腺粘膜の通常内視鏡像とNBI拡大像

が観察されます．この腺開口部はそれぞれの腺窩上皮に形成される腺窩に観察される窪みにあたります．これを組織像と対比すると図6Ⓑになります．毛細血管は腺頸部付近で合流し，集合細静脈を形成します．この合流部が図6Ⓐで観察されるヒトデ状の血管に一致します．

腺管を取り囲む毛細血管はヘマトキシリン・エオジン（HE）染色では観察されないことが多いです（図6Ⓒ）．これは常に血管に赤血球が充満しているわけでないからです．しかし血管内皮細胞の抗体であるCD34の免疫染色で毛細血管は鮮明に観察されます（図6Ⓓ➡のように茶色に染色されているのが血管）．

Ⓐ 胃底腺粘膜の拡大像

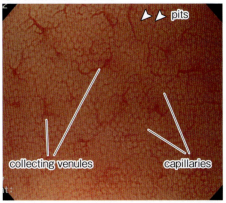

Ⓑ 胃底腺内の集合細静脈の走行および腺開口部

腺開口部（pits）
毛細血管（capillaries）
集合細静脈（collecting venules）となる合流部

腺頸部

Ⓒ 胃底腺粘膜の組織像

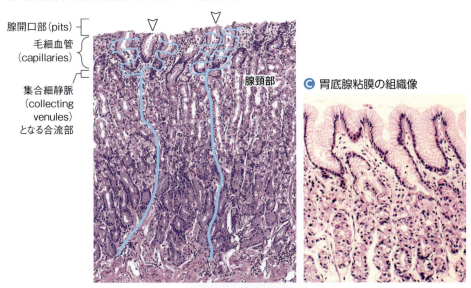

Ⓓ CD34免疫染色（➔：血管）　Ⓔ 胃底腺粘膜のNBI拡大像（➔：腺開口部）

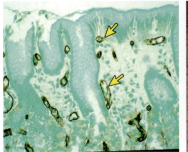

図6　胃底腺粘膜の拡大像と組織像

第1章　胃の正常像を理解する

> Point
>
> 拡大内視鏡像ではっきり血管と視認されてもHE染色の組織像ではその血管を同定できないことは知っておいてください．

通常の拡大内視鏡観察では小さな点で認識された腺開口部は，NBI拡大内視鏡観察で鮮明な開口部として視認されます（図6 E ➔：腺開口部）．

③幽門腺粘膜と胃底腺粘膜の拡大像の違いは立体構造の違いによる

幽門腺粘膜と胃底腺粘膜の拡大像は全く異なります（図7 A vs 図7 B）が，組織像は固有腺こそ幽門腺と胃底腺で異なるものの，表層の腺窩上皮の形態はほぼ同じです（図7 C vs 図7 D）．なぜ，上から見る拡大像では大きく異なるのに，垂直断面の腺窩上皮の組織像は同じなのでしょう．これは幽門腺粘膜と胃底腺粘膜ではそれぞれの腺窩上皮の立体構造が大きく異なるからです．

シェーマで説明しましょう．幽門腺粘膜（図7 E）は蠕動を担う部分ですから，粘膜が伸び縮みできるように蛇腹のようになっている必要があります．すなわちアコーディオンの蛇腹のような構造です（図7 G ➔）．一方，胃底腺（図7 F）は胃酸やペプシンを放出する外分泌の領域です．液体を放出するためのシャワーヘッドのような構造です（図7 H）．図7 Eと図7 Fを見てください．腺窩上皮の垂直断面は山あり谷ありでほぼ同じ構造です．それが組織像で表されます．しかし上から見た構造は全く異なりますね．これが拡大像で見える構造です．この機能の違いが拡大像には表れているんです．

ポコ博士のミニレクチャー

胃底腺粘膜と幽門腺粘膜の立体構造が異なることは，2000年に入って胃の拡大内視鏡が普及してから明らかになったんだ．それまでは，腺窩上皮の立体構造が異なることは教科書にも載ってなかったんだよ．この腺窩上皮の立体構造の違いは体部の萎縮の進展とともに拡大像が変化していくことにも応用できる考えで，とても重要だニャ．
ヨウ先生の告白：そうなんだ．病理医も知らなかったんだよ．病理医は垂直断面の像ばかり見てるからね．胃の拡大内視鏡からは病理医も学ぶことが多いよ．

④噴門腺粘膜

噴門腺粘膜は胃底腺が存在せず，固有腺は幽門腺と同様の粘液腺から成っています．幽門腺と噴門腺の違いは存在部位の違いです．噴門腺粘膜は1 cm程度あるとされてきました[2]が，RACの発見で正常胃が解明されてから**噴門腺粘膜は1 mm程度**，もしくはそれよりも狭いことがわかりました．食道胃接合部をNBI拡大内視鏡観察すると扁平上皮，噴門腺粘膜，胃底腺粘膜が観察されます（図8）．胃底腺粘膜は円形またはスリット状の模様の粘膜ですが，噴門腺粘膜はうね状の模様です．

Ⓐ 幽門腺粘膜のNBI拡大像
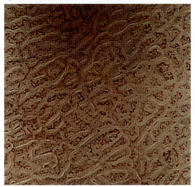

Ⓑ 胃底腺粘膜のNBI拡大像
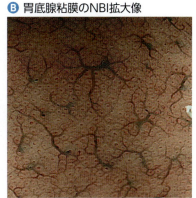

Ⓒ 幽門腺粘膜の組織像
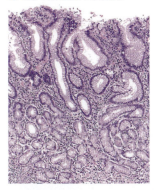

Ⓓ 胃底腺粘膜の組織像
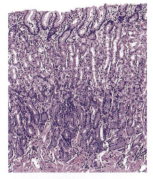

Ⓔ 幽門腺粘膜のシェーマ
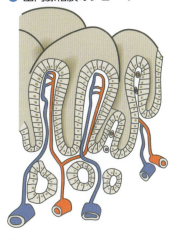

Ⓕ 胃底腺粘膜のシェーマ
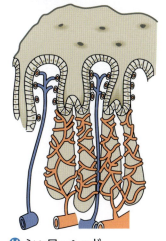

Ⓖ アコーディオン
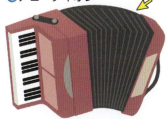

Ⓗ シャワーヘッド
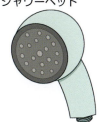

図7 正常胃の幽門腺粘膜と胃底腺粘膜の比較

第1章 胃の正常像を理解する

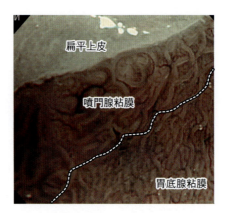

図8 噴門腺粘膜付近のNBI拡大像

 ここまでのポイントをまとめてみよう．

 胃は表層の腺窩上皮の部分とその下の固有腺の部分から構成されていて，その2つを十分理解する必要があるんだよ．

 ピロリ菌未感染胃や除菌後胃が増えて今まで見ないような胃癌が出てきているけど，きちんと理解するには基本的な組織構築を知らなきゃダメだよね．

 それにはまず炎症も萎縮もない正常の胃の理解が基本だニャ．

文献

1) Yagi K, et al：Characteristic endoscopic and magnified endoscopic findings in the normal stomach without *Helicobacter pylori* infection. J Gastroenterol Hepatol, 17：39-45, 2002（PMID：11895551）
2) 「標準組織学 各論」（藤田尚男，藤田恒夫/編），p106，医学書院，1979

第2章 white zoneについて

はじめに

筆者の拡大内視鏡診断学は，組織像と一対一対応しながら構築され，拡大内視鏡像から組織像をイメージすることを目標に行ってきました．組織像では上皮や腺管を形成する細胞の配列を詳細に観察できます．その状態を拡大像からイメージすることを試みてきました．

表層の上皮細胞はNBI拡大像では白い縁として観察されます．それを筆者はwhite zoneと命名し，**組織像をイメージする最重要な情報**として診断に用いてきました．慢性胃炎や胃癌ではそのwhite zoneが多彩な像を示します．それは組織像の変化を表しており，胃の状態を知るのに役立ちます．そこで慢性胃炎に入る前に，そのwhite zoneに関してしっかり学んでおきましょう．

1 white zoneはNBI内視鏡像のどれ？

NBI画像をみたときに，どれがwhite zoneかわかりますか？ 図1Ⓐ⇨のような白い縁のことです．鉢巻のように見えますが，これは三次元的には**半球状構造を有する上皮の構造の一部が見えている**んです．一方，上皮があるからと言っていつもwhite zoneは見えるわけではありません．図1Ⓑを見てください．右の⇨は管状の構造を有する上皮がwhite zoneとして見えます．左の⇨はネットワーク血管が見えます．実際はその血管に囲まれた円筒状構造の癌腺管が存在しますが，white zoneは視認されません（図1Ⓑ⇨）．なぜ上皮があってもwhite zoneが見えないことも多いのでしょうか？ ではwhite zoneが視認される機序について説明しましょう．

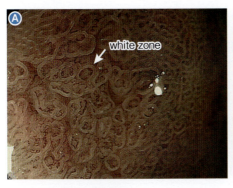 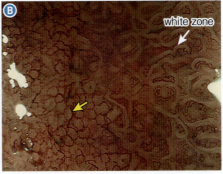

図1 NBI拡大内視鏡像
A）高分化管状腺癌のNBI拡大内視鏡写真．⇨：white zone
B）高分化管状腺癌のNBI拡大内視鏡写真．⇨：背景の慢性胃炎のwhite zone．⇨：高分化管状腺癌の円筒状の癌腺管部で，white zoneは視認されない

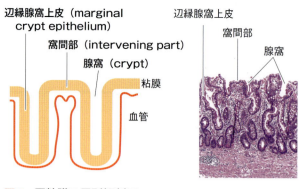

図2 胃粘膜の局所解剖図

2 white zoneが視認される機序

　胃粘膜上皮の局所解剖を図2に示します．腺窩と腺窩をつなぐ上皮は「**窩間部**」，腺窩を形成する上皮は「**辺縁腺窩上皮**」と呼ばれています．ここで重要なのは**生体内では上皮は半透明**であるということです．半透明とは光はある程度は透過して，その内部が見えるということです．熱帯魚には内臓が見える種がありますよね．それらと同じです．つまり，基本的に半透明の上皮は見えません．しかし光の向きによってはその半透明の上皮は見えるようになります．

① NBI光が窩間部に真上から入った場合

　光学的に説明しましょう．図3Ⓐを見てください．真上から垂直に窩間部に入ったNBI光は半透明の上皮を通過して窩間部の下に存在する血管の中の赤血球のヘモグロビンに吸収されます．そのため図3Ⓐ右上のNBI内視鏡像のように**血管は茶色に見えます**（図3Ⓐ▷）．窩間部をとり囲む上皮は見えますが，血管の上に存在する窩間部の上皮は見えません．

② NBI光が辺縁腺窩上皮に入った場合

　次は図3Ⓑを見てください．辺縁腺窩上皮に入った光は，辺縁腺窩上皮の下を走行する**血管にたどり着く前に散乱**してしまいます．そのためその部分は**白い領域**として視認されます．それが窩間部をとり囲んでいる white zone として視認されるのです（図3Ⓑ▷：辺縁腺窩上皮を表すwhite zone）．

③ NBI光が窩間部から斜めに辺縁腺窩上皮に向かって入った場合

　内視鏡観察では上皮を斜めから観察することもあります．図3Ⓒを見てください．窩間部から辺縁腺窩上皮に向かう斜め方向の光は，**血管の存在する部分には至らず散乱**します．この窩間部から辺縁腺窩上皮の部分がwhite zoneとして図3Ⓒ右上の▷のように見えます（図3Ⓒ▷）．

④ 半透明構造物の説明　－white zoneと大気圏の類似性－

　このように半透明構造物の視認性はちょっと複雑です．そこでわかりやすいモデルを探してみました．それが「地球」です．地球の周りには大気圏という半透明の層があります．半透明ですから光は通過して，地球の大陸も海も雲も見えます（図4Ⓐ）．しかし光の通過する

A NBI光が窩間部に入ったシェーマ

窩間部に入るNBI光は粘膜を通過して血管に吸収される

↓

血管が**茶色**に描出される

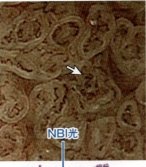

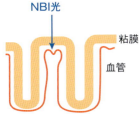

B NBI光が辺縁腺窩上皮に入ったシェーマ

腺窩を形成する上皮に入るNBI光は血管に当たる前に散乱する

↓

上皮が**白縁**（white zone）として抽出される

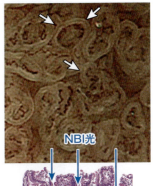

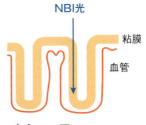 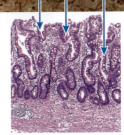

C NBI光が窩間部から斜めに辺縁腺窩上皮に向かって入ったシェーマ

窩間部から入るNBI光も血管に当たらず散乱する

↓

白縁（white zone）として抽出される

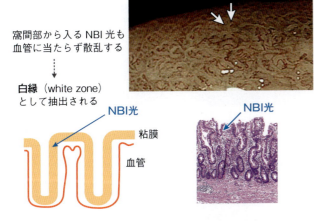

図3 white zoneの機序

方向によってはこの半透明の層は視認されます（図4Ⓑ）．図4Ⓑは高度400 kmの国際宇宙ステーションから撮影された写真です．最後のスペースシャトル「アトランティス」が地球帰還の直前に大気圏に突入している写真です．図4Ⓑの⇨が大気圏で，筆者に言わせれば「地球のwhite zone」です．その下の部分は雲や海が見えますが，ここは大気圏が見えないからそこには空気がない，なんて，だれも言わないですよね．視認できる⇨の大気圏が同様に雲や海の上にも覆っていると想像力を働かせて，この2次元の写真から3次元の構造（大気圏が丸い地球を覆っている）をイメージすると思います．

では胃のwhite zoneのNBI像と地球の大気圏の写真を並べてみましょう．上皮を斜めに入り，血管に当たらず，上皮を通過したNBI光（図5Ⓒ①）はwhite zoneを描出しますし（図5Ⓐ①），地球の上を斜めに入った光は大気圏を視認させます（図5Ⓑ①）．一方，上皮を垂直に最短で通過したNBI光（図5Ⓒ②）はwhite zoneは描出させず，茶色の血管が見えます（図5Ⓐ②）．地球に垂直に入った光は大気圏は描出せず，地球の雲や海を描出します（図5Ⓑ②）．ぜひ図5のように視認されるwhite zoneから立体的な上皮を鮮明にイメージできるよ

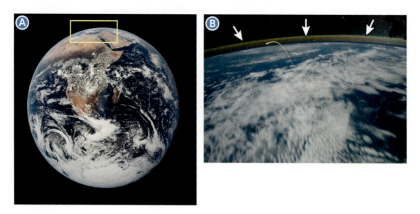

図4 地球と大気圏
A）地球．黄色枠の拡大が図4 B
B）地球と大気圏（⇨）．黄色の弧線は大気圏に突入するスペースシャトル「アトランティス」．photographer：Mike Fossum NASA Image and Video Library（https://images.nasa.gov）より

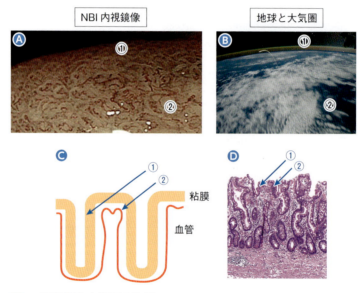

図5 胃粘膜と大気圏の比較
Cの①ではNBI光が血管に当たらず散乱するため，Bの①の大気圏のようにAのwhite zoneとして上皮が観察される．一方，Cの②では半透明の粘膜を通過して血管にあたり，Bの雲や陸地が見えるように，Cの②のように上皮の下の血管が観察される．
右上：photographer：Mike Fossum. NASA Image and Video Library（https://images.nasa.gov）より

うになってください．
　以上より筆者は「white zoneは**ある程度の長さで上皮が連なり，光がその方向に向かう条件で観察される**」と定義しています．

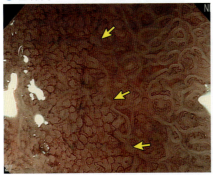
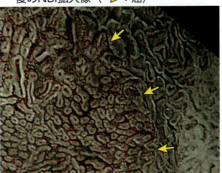

Ⓐ 生体内でのNBI拡大像（⇨：癌）　　Ⓑ Aの切除後，ホルマリンで数分固定した後のNBI拡大像（⇨：癌）

図6　white zone が不鮮明な例（高分化管状腺癌）

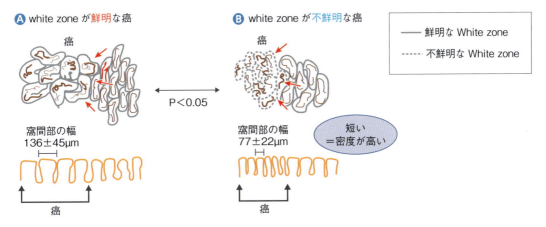

図7　腺管密度と white zone の視認性

文献1を参考に作成

3 white zone が視認されない上皮

図6Ⓐ⇨は円筒状の癌腺管が連なっているのですがNBI光では視認されません．これは上皮が半透明のゆえに生じる現象です．上皮が不透明になり，入る光がすべて反射するとその上皮の構造はすべて見えるようになります．具体的には切除してホルマリンで固定する，または生体内であれば酢酸撒布をする，です．図6Ⓐは生体内でのNBI光での観察ですが，この病変を切除してホルマリンで数分固定してNBI光で観察すると図6Ⓑになります．見えなかった円筒状の癌腺管の開口部が鮮明に観察されます．

こちらの方がわれわれが日常的に見ている風景に近いのです．

筆者らはNBI内視鏡観察で上皮があるのにその上皮のwhite zoneが不鮮明になる理由は2つあることを突き詰めました[1]．

①上皮の密度が高い

まず上皮の密度が高い場合です．図7を見てください．上皮の密度が高くなると窩間部が

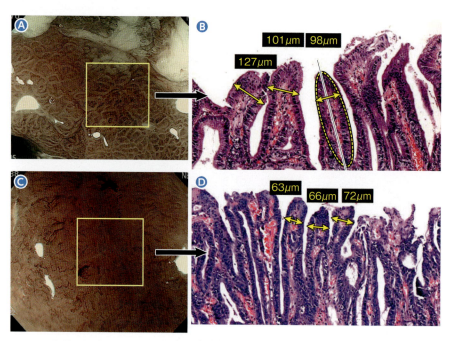

図8 窩間部の幅とwhite zoneの視認性の検討写真

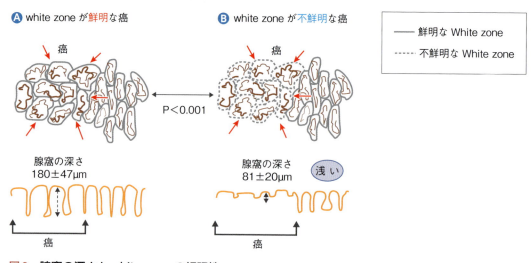

図9 腺窩の深さとwhite zoneの視認性
文献1を参考に作成

　狭くなります．窩間部の幅を計測してwhite zoneが鮮明な癌と不鮮明な癌を比較してみたところ，不鮮明な癌は上皮密度が高いことが判明しました．
　図8は実際に窩間部の幅を測定した症例です．Ⓐのwhite zoneは鮮明ですが，Ⓒはwhite zoneが不鮮明です．それぞれの上皮の構造は同じですが，上皮密度がまったく異なることがわかります（図8ⒷⒹ）．

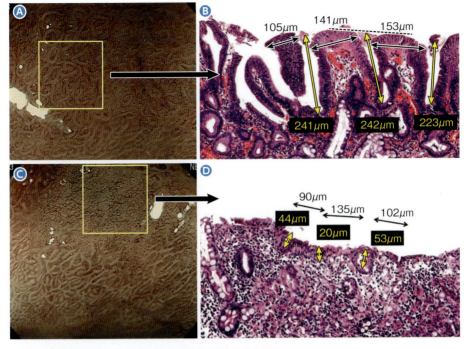

図10 腺窩の深さとwhite zoneの視認性の検討写真

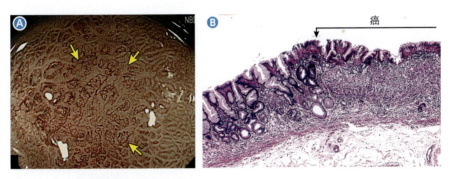

図11 未分化型胃癌のwhite zone

②腺窩が浅い

　もう1つは**腺窩が非常に浅い**場合です．図9を見てください．上皮密度が高くない症例のみを選び，white zoneが鮮明な症例と不鮮明な症例の腺窩の深さを比較しました．すると，腺窩が浅い症例がwhite zoneが不鮮明という結果が出ました．

　図10は実際に測定した症例です．Ⓐはwhite zoneがよく見えます．一方，Ⓒはwhite zoneが不鮮明ですが，上皮は存在します（図10Ⓑ）．しかし腺窩が浅く，そのためwhite zoneとして視認できないのです．

　もう1例呈示します．図11です．未分化型胃癌です（図11Ⓐ⇨：癌）．周囲はwhite zoneが鮮明で非癌上皮が存在するのがわかりますが，癌部にはwhite zoneが視認されません．しかし生検などの処置がされていない未分化型胃癌は非癌上皮が覆っていることが多いです．

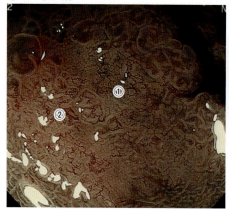 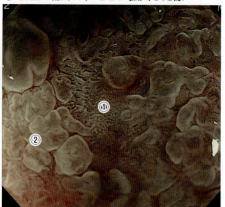

Ⓐ NBI拡大像　　　　　　　　　Ⓑ 酢酸を撒布し，さらに拡大した像

図12　高分化管状腺癌

　この症例もびらんなどがないので表層は非癌上皮が覆っているはずです．図11Ⓑはこの症例の切除標本です．未分化型胃癌の表層には非癌上皮が覆っています．しかし腺窩が周囲の非癌粘膜に比して非常に浅いのがわかります．この病変に酢酸を撒布すれば表層は半透明から不透明に変わり，この表層の上皮は鮮明に観察されます．

> **Point**
> white zone が不鮮明となる理由は以下の2つ！
> ・上皮密度が高い
> ・腺窩が非常に浅い

4 NBI内視鏡像と酢酸撒布像の対比

　ここまでのまとめの症例です．図12Ⓐを見てください．①は white zone ははっきりしませんが，mesh様の血管が観察され，円筒状の癌腺管が密に存在するのが推測されます．また②は血管構築が①とは異なりますが，やはり white zone が不鮮明です．
　この病変に酢酸を撒布します．そうすると半透明の上皮は不透明に変わります．血管は透見できなくなりますが立体構造がわれわれの日常生活に存在する構造物のように鮮明になります．それが図12Ⓑです．①は円形からスリット状の癌腺管の開口部が密に存在し，②は顆粒状の模様にところどころに開口部が存在しています．②は組織像から腺窩が非常に浅いことが判明しました．

　第3章からは white zone による拡大像の解説がどんどん出ます．第2章は完全にマスターしてください．

■ 文献

1）Yagi K, et al：Diagnosis of Early Gastric Cancer by Magnifying Endoscopy with NBI from Viewpoint of Histological Imaging：Mucosal Patterning in terms of White Zone Visibility and Its Relationship to Histology. Diagn Ther Endosc, 2012：954809, 2012（PMID：23258955）

第3章 慢性胃炎の内視鏡像と組織像

1 慢性胃炎における萎縮のプロセス
腸上皮化生に至るまでの組織学的変化

1 萎縮の発生と進展の概念

　慢性胃炎は炎症の存在と萎縮の進展および腸上皮化生の発生が重要です．A型胃炎などの特殊な胃炎でも発生しますが，ピロリ菌による変化が一般的でありもっとも重要なので本稿ではピロリ菌による変化について述べます．

　この萎縮という変化は「胃底腺粘膜から胃底腺が消失しはじめ，かわりに幽門腺化生と呼ばれる粘液腺管への置換が生じ，最終的に腸上皮化生に至る」というものです．

　図1は段階ごとの組織像とシェーマをまとめたものです．Ⓐは萎縮のない胃底腺粘膜，Ⓑは一部の胃底腺が幽門腺化生に変化したもの，Ⓒは胃底腺が完全に幽門腺化生に置き換わったもの，Ⓓは腸上皮化生が発生したものです．左から右に向かって慢性胃炎は進展していきます．ⒷとⒸの◌に囲まれた腺管が幽門腺化生と呼ばれる腺管です．

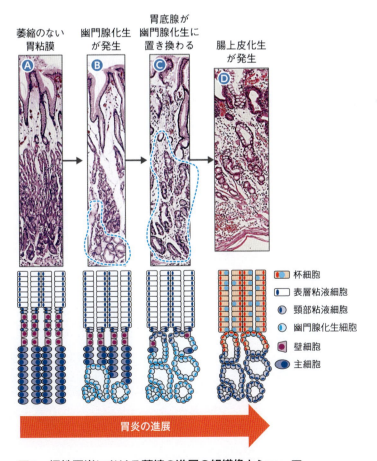

図1　慢性胃炎における萎縮の進展の組織像とシェーマ

2 正常の胃底腺粘膜の組織像（図2）

　ここで正常の胃底腺粘膜について復習しましょう.
　最表層には**腺窩上皮**が存在し，MUC5ACという粘液を有しています.
　胃底腺は表層から頸部粘液細胞，壁細胞，主細胞の順番でおおよそ並んでいます.**頸部粘液細胞**は副細胞とも呼ばれています.この細胞はMUC6という粘液を有しています.幽門腺，噴門腺，ブルンナー腺（十二指腸の腺）もMUC6を有しており，細胞的にはほぼ同じ種類です.その下の**壁細胞**はHE染色でピンク色に染色される三角から丸い胞体の細胞です.胃酸を生成します.ヒトではビタミンB12を吸収する際に働く内因子も生成します.その下のもっとも深いところに**主細胞**が存在します.ペプシノーゲンを内包して胃の内腔にはペプシンとして放出するHE染色で紫色に染色される胞体の細胞です.この主細胞は頸部粘液細胞が分化し発生するとされています[1].
　さてこの胃底腺粘膜がいかにして幽門腺化生と呼ばれる粘膜に変化し，そして腸上皮化生にまで至るかには，いろいろな説があります.本書では，筆者が慢性胃炎からの胃癌発生を検討[2]した際に得た知見と，多くの文献から得た知識をまとめてわかりやすく述べたいと思います.

3 動物実験における胃粘膜萎縮の最初の現象：Spasmolytic polypeptide-expressing metaplasiaについて

　筆者は胃粘膜の萎縮を考えるにあたって，まず，ある動物実験に着目しました.
　米国のVanderbilt大学のGoldenring教授は，マウスにDMP-777という壁細胞を破壊する薬剤を投与すると壁細胞の消失と同時に主細胞が粘液腺管に変化する現象を発見しました[1]（図3）.DMP-777投与を中止すると，その粘液腺管は再度主細胞に戻りました.このことか

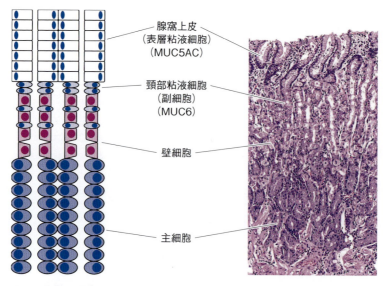

図2　正常の胃底腺粘膜の組織像とシェーマ

ら，彼は壁細胞が主細胞を維持管理しており，その壁細胞が減少または消失すると主細胞は頸部粘液細胞に先祖返りすると考えました．彼はその現象をSpasmolytic polypeptide-expressing metaplasia，略して「SPEM（スペム）」と命名しました．筆者がこの現象に注目したのは，東京大学外科教室でスナネズミにピロリ感染実験を行い，腸上皮化生が発生するまで詳細に観察を行ったNao Yoshizawa先生の論文を読んでからです[3]．

慢性胃炎の進展と癌の発生機序を組織像から検討[2]していた筆者は，顕微鏡を見ながら胃底腺粘膜が腸上皮化生に至るまでの道しるべがなく，途方に暮れていました．それで来る日も来る日もGoogleに「胃底腺」やら「胃粘膜萎縮」やら「腸上皮化生」やらをkey wordsとして叩き込んで胃粘膜萎縮進展機序の論文を探していました．数百本の論文を調べたと思います．そしてようやく，Yoshizawa先生の論文にあたりました．その論文に載っていたスナネズミの組織写真が筆者の研究に使っていたヒトの慢性胃炎の組織像にきわめて類似しており，Yoshizawa先生の記載の通りの現象がヒトの慢性胃炎でも生じていることに驚愕し，感動し，そしてSPEMという現象を知りました．Yoshizawa先生はスナネズミの感染初期に主細胞が粘液腺管に変化している写真を掲載し，「スナネズミの胃ではピロリ菌感染初期にSPEMが発生し，主細胞が粘液腺管に変化し，それが萎縮のもっとも最初の段階である」と記載してます．ヒトの慢性胃炎は実験的に発生させ観察することは不可能ですが，胃癌のESD組織標本の慢性胃炎を丁寧に観察することで，さまざまな段階の慢性胃炎の状態を観察することができます．

4 ヒトの慢性胃炎で腺底部に幽門腺化生が発生している組織像

ではここで，胃底腺から幽門腺化生が発生しはじめたところを見てみましょう．

癌の周囲の粘膜は胃底腺粘膜であることがこの内視鏡像からわかります（図4Ⓐ）．図4Ⓑがこの割線の組織像です．右の方に癌があります．周囲粘膜は基本的には胃底腺粘膜です．

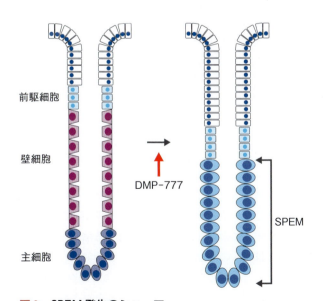

図3　SPEM発生のシェーマ
Goldenring教授作成の図より筆者作成

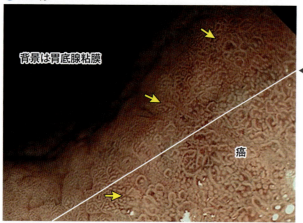

Ⓐ NBI像
背景は胃底腺粘膜
癌
← ⒷⒸの割線

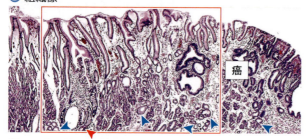

Ⓑ 組織像
癌

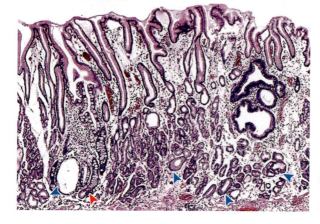

Ⓒ Ⓑの赤□枠の拡大像

図4　胃癌NBI内視鏡写真と組織像
▶：一部では幽門腺化生細胞から腸上皮化生が発生している（「7. 分子細胞学からみる腸上皮化生の発生」を参照）

　胃底腺ではありますが，腺底部（腺の表層からもっとも離れた下の方）には粘液細胞から成る腺管が散在しています（図4Ⓑ▶）．
　ちょっと拡大した組織像を見てみましょう．腺底部には粘液細胞から成る腺管が散在しています（図4Ⓒ▶）．しかしその上の方には主細胞や壁細胞など胃底腺の構成細胞から形成される腺が確認できます．このように<u>主細胞が存在する腺の一番深い腺底部に粘液細胞から成る腺管が出現するのはヒトの慢性胃炎ではしばしば観察</u>されます．これらの粘液細胞から成る腺管は**幽門腺化生**と呼ばれており，そしてこれらの細胞は頸部粘液細胞と同じ細胞です．ピロリ菌による炎症の環境のなかで主細胞がもともとの先祖である頸部粘液細胞に先祖帰りした現象と筆者は考えています．

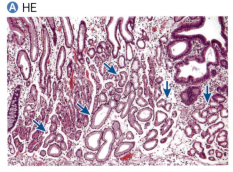
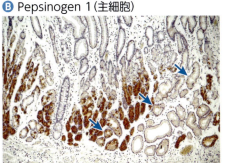
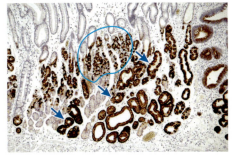
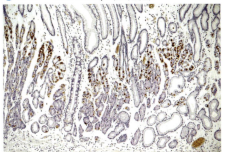

図5　図4CのHE染色と免疫染色
A）粘液腺管の出現（→）
B）粘液腺管はPepsinogen 1陰性（→）
C）粘液腺管はMUC6陽性（→）．非連続的に存在するMUC6陽性の細胞は本来の頸部粘液細胞（○）

　この組織を免疫染色で見てみましょう．図5Ⓐ→は新しく発生した粘液細胞からなる腺管です．これらの腺管は図5ⒷよりPepsinogen 1が陰性で，図5ⒸよりMUC6陽性なのがわかります．Pepsinogen 1は主細胞に陽性であり，MUC6は頸部粘液細胞や幽門腺に陽性になります．すなわち図5→はPepsinogen 1陽性だった主細胞の部分が頸部粘液細胞や幽門腺細胞のような細胞に変化しているのです．病理学的には幽門腺化生と呼ばれていますが，筆者は生物学的には頸部粘液細胞への先祖返りと考えています．これらの上側（表層に近い方．腺窩上皮の下）にもMUC6陽性の細胞が非連続的に存在しますが，これは本来の頸部粘液細胞です（図5Ⓒ○）．図5ⒹのH$^+$/K$^+$-ATPase免疫染色は壁細胞を表しています．

5　主細胞様細胞のMUC6陽性細胞への変化

　主細胞に類似した細胞がMUC6陽性になり，頸部粘液細胞に先祖帰りしていく像（病理学的には幽門腺化生に変化していく像）はヒトの慢性胃炎の組織ではしばしば観察されます．
　図6は胃癌の周辺に胃底腺が混在した慢性胃炎の部分です．ⒶとⒷは連続切片です．腸上皮化生が右端に観察されますし，幽門腺化生腺管が広く観察されます．○の中は胃底腺の構成成分が存在する腺管です．図6→は主細胞や壁細胞が密に接し内腔は作っておらず，本来の正常な胃底腺の像です．この腺ではMUC6陽性細胞は頸部粘液細胞のみで，壁細胞も主細胞もMUC6陰性です（図6Ⓑ）．しかし図6○内の他の腺管は内腔を形成しています．これらの内腔を形成している細胞は紫色で本来主細胞であったと思われます．しかし図6ⒷのMUC6

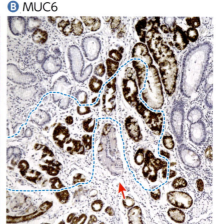

図6　胃癌周囲の慢性胃炎の組織像
◯内は胃底腺構成細胞から成っている

　免疫染色ではこれらの主細胞であったと思われる細胞がMUC6陽性になっています．このように，一見主細胞様に見えてもMUC6陽性になっている細胞が，ヒトの慢性胃炎ではしばしば観察されます．筆者はこのように<u>主細胞が幽門腺化生細胞に変化</u>していくと考えています．

6　腸上皮化生はどこから発生するか

　Yoshizawa先生はスナネズミのピロリ菌感染実験で腸上皮化生の発生部位を詳細に観察して報告しています[3]．主細胞から変化した粘液腺管（Yoshizawa先生の記述ではSPEM腺管ですね）から腸上皮化生の細胞は発生し，それは内腔側（表層側）から発生する，としています（図7）．

　これはヒトの腸上皮化生も同様です．図8は胃癌の周囲の慢性胃炎組織で連続切片です．MUC6陽性細胞は幽門腺化生腺管の細胞を表していますが，腺底部側に存在しています（図8Ⓐ）．MUC2陽性細胞は腸上皮化生の細胞を表していますが表層側に存在しています（図8Ⓑ）．個々の腺管を見てみましょう．図8ⒶⒷ➡の腺管を見てください．腺底部側はMUC6陽性ですが，表層側はMUC6陰性です（図8Ⓐ➡）．一方，MUC2は腺底部側は陰性で表層側で陽性になっています（図8Ⓑ➡）．⇨の腺管も見てください．同様に腺底部側はMUC6陽性（図8Ⓐ⇨）ですが，表層側はMUC2陽性（図8Ⓑ⇨）に変化しています．スナネズミと同様に主細胞から変化した胃型の粘液腺管の表層側から腸上皮化生が発生しているのです．

7　分子細胞学からみる腸上皮化生の発生

内因子CDX2の働き

　分子細胞学的な視点からも腸上皮化生発生を見てみましょう．ここではiPS細胞の発見で山中先生とともにノーベル賞を受賞されたジョン・ガードン博士の理論が重要です．
　ジョン・ガードン博士の理論とは，すべての細胞は分化してもその個体のすべてのDNA

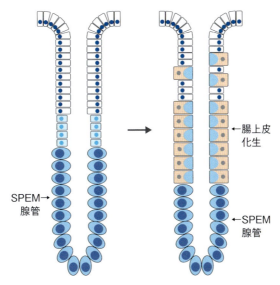

図7　スナネズミの腸上皮化生発生部位

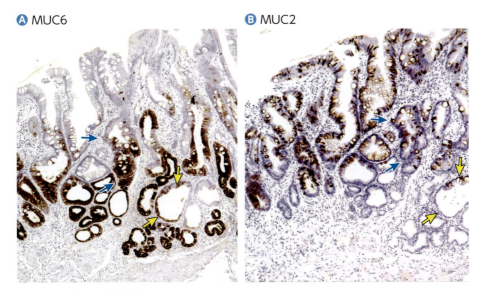

図8　胃癌周囲の慢性胃炎

情報をもっているという理論です．それ以前は，分化した細胞はその臓器のDNA情報のみを保持しているというものが定説でした．しかしガードン博士は大人のカエルの皮膚細胞の核を除核した卵子に移植し，1匹のカエルを作ったのです．すなわちクローン・カエルです．すべての遺伝子情報がなければ一匹のカエルにはなりません．皮膚の遺伝子情報だけを保持しているならば単にカエルの皮膚が出来上がるだけですが，そうはなりませんでした．さてこの知識を胃の化生にも応用しましょう．図9Ⓐは胃粘膜の胃型細胞，一応MUC6陽性細胞のシェーマとしましょう．DNAには胃の遺伝情報のみならず，腸や他の臓器の遺伝情報もあります（図9Ⓐ）．これは胃型細胞なのでmRNAはDNAの胃型の情報部分を転写します（図9Ⓑ）．そして胃型の情報を転写したmRNAはリボソームに行ってその情報を翻訳させます

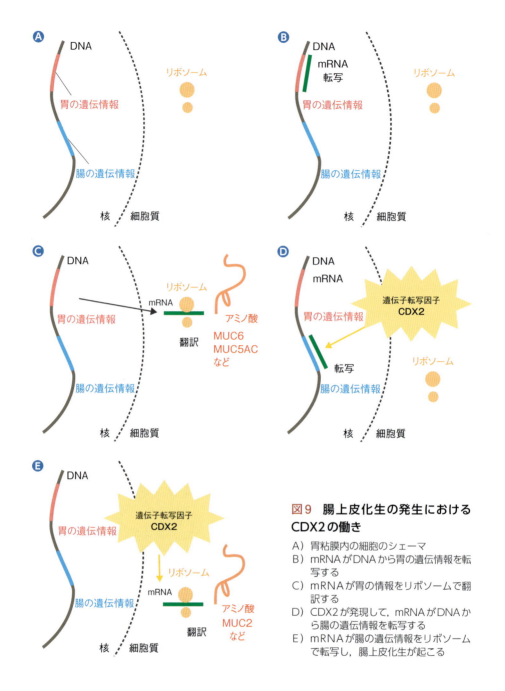

図9 腸上皮化生の発生におけるCDX2の働き

A）胃粘膜内の細胞のシェーマ
B）mRNAがDNAから胃の遺伝情報を転写する
C）mRNAが胃の情報をリボソームで翻訳する
D）CDX2が発現して，mRNAがDNAから腸の遺伝情報を転写する
E）mRNAが腸の遺伝情報をリボソームで転写し，腸上皮化生が起こる

（図9 **C**）．すると胃型細胞のためのアミノ酸や粘液が産生され，この細胞は胃型細胞としての働きを保ちます．しかし胃型の細胞はピロリ菌に攻撃される運命にあります．ピロリ菌に攻撃されない腸型の細胞に変化する方が胃の組織としては好都合なんです（p33の**ポコ博士のミニレクチャーを参考ください**）．そこで腸型転写因子である**CDX2**が発現します（図9 **D**）．この転写因子はmRNAに胃の情報の転写は止めて腸の情報を転写するように命令します（図9 **D**）．腸の情報を転写したmRNAはリボソームに行き，その腸の情報を翻訳させます．そして腸型の細胞（杯細胞など）のアミノ酸や粘液が作られます（図9 **E**）．このように胃型細胞はCDX2の働きにより腸型細胞に変化していくのです．

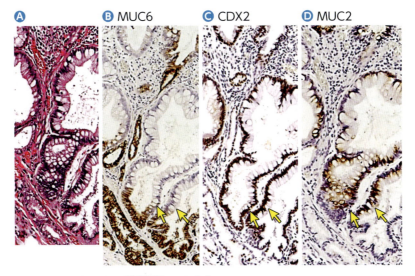

図10　CDX2による腸型細胞への変化
幽門腺化生腺管がCDX2の発現でMUC2を産生し，腸上皮化生へ変化しつつある

　　ポコ博士のミニレクチャー

胃はピロリ菌から自分を守るためにCDX2を発現し，腸上皮化生を発生させる

　ピロリ菌は腺窩上皮が分泌する粘液層で生息しているよ．一方，腸上皮化生はピロリ菌が住めない粘液を分泌したり[4]，分泌型IgAを産生してピロリ菌を排除する[5]と言われているんだ．胃はピロリ菌から自分の身を守るためにCDX2を発現して腸型の細胞に成ることでピロリ菌から自分を守ろうとしていると考えられるニャ．

8 免疫組織から見たCDX2の働きと腸上皮化生の発生

　このCDX2により胃型の細胞から腸型の細胞への変化する様子を免疫組織で見てみましょう．図10 Ⓐは腺底部に幽門腺化生細胞が存在する腺管です．もともとは主細胞だった細胞ですね．MUC6免疫染色で腺底部には幽門腺化生に特異的なMUC6が陽性になっています（図10 Ⓑ）．この腺管はピロリ菌からの攻撃を逃れるためにCDX2が発現しています（図10 Ⓒ）．CDX2が陰性の部分はMUC6陽性のままですが，CDX2が陽性の部分はMUC6が陰性化し，MUC2が陽性になっています（図10 Ⓓ➡）．こうして幽門腺化生腺管から腸上皮化生が発生していくのです．

9 胃底腺粘膜から腸上皮化生発生までのプロセスのまとめ

　ここまでのプロセスをシェーマで説明しましょう．

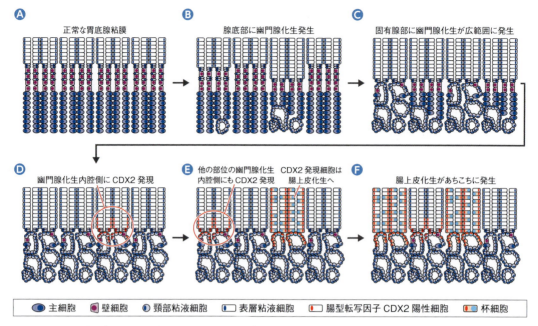

図11　胃底腺粘膜から腸上皮化生発生までのプロセス

　　図11 Ⓐは萎縮のない胃底腺粘膜です．ピロリ菌感染により腺底部の主細胞が幽門腺化生を起こしはじめます（図11 Ⓑ）．あちこちの胃底腺に幽門腺化生が生じ，萎縮粘膜が発生していきます（図11 Ⓒ）．しかしピロリ菌の攻撃は止まらず，腸型の転写因子であるCDX2が発現します（図11 Ⓓ）．するとその腺管から腸上皮化生が発生します（図11 Ⓔ）．他の部位にもCDX2が発現し（図11 Ⓔ），それらの腺管にも腸上皮化生が発生します（図11 Ⓕ）．このようにして慢性胃炎では胃底腺粘膜から幽門腺化生が発生し，萎縮粘膜となり，さらに腸上皮化生が発生していくのです．

ポコ博士のミニレクチャー
ガードン博士の大発見

　　以前は一度特定の部位の形と機能をもった細胞（成熟細胞）に分化した場合，その部位に必要とされない遺伝子は失われていくと信じられていたよ[6]．だから再生医療に必要な万能細胞はすべての臓器細胞への方向性をもったヒト受精卵から作るES細胞（胚性幹細胞：Embryonic Stem Cell）が必要と考えられてたんだ[6]．しかしジョン・ガードン博士は成熟し分化した細胞もその個体のすべての遺伝情報を有していると考え，その理論に基づき，カエルの皮膚細胞からカエルそのものを作っちゃったんだ．そしてその理論は山中先生のiPS細胞作製の理論となって発展していったんだ．この理論を知るとヒトの臓器で起きている化生という現象は当たり前の現象と理解できるニャ．

慢性胃炎はピロリ菌が発見されてからは組織学的な変化を内視鏡的に診断するようになったんだよ．

以前は内視鏡の分類と組織の分類は違ってたのかニャ？

そうなんだ．シドニー・システム[7, 8]などで内視鏡的な所見と組織所見の統一が試みられてきたんだよ．本邦だと「胃炎の京都分類」[9]がその試みだね．

そういうことで組織学的な慢性胃炎，特に萎縮や腸上皮化生への変化を生物学的に理解するのがとても大切なんだ．だから，この本はまずそこから説明したんだよ．

■ 文献

1) Goldenring JR, et al：Spasmolytic polypeptide-expressing metaplasia and intestinal metaplasia：time for reevaluation of metaplasias and the origins of gastric cancer. Gastroenterology, 138：2207-10, 2210.e1, 2010（PMID：20450866）
2) Yagi K, et al：Pyloric-gland metaplasia may be an origin of cancer and intestinal metaplasia with possible CDX2 expression. Gastroenterol Rep（Oxf）, 9：370-373, 2021（PMID：34567570）
3) Yoshizawa N, et al：Emergence of spasmolytic polypeptide-expressing metaplasia in Mongolian gerbils infected with *Helicobacter pylori*. Lab Invest, 87：1265-1276, 2007（PMID：18004396）
4) Kawakubo M, et al：Natural antibiotic function of a human gastric mucin against *Helicobacter pylori* infection. Science, 305：1003-1006, 2004（PMID：15310903）
5) Satoh-Takayama N, et al：Bacteria-Induced Group 2 Innate Lymphoid Cells in the Stomach Provide Immune Protection through Induction of IgA. Immunity, 52：635-649.e4, 2020（PMID：32240600）
6) 「iPS細胞の世界」（山中伸弥/監，京都大学iPS細胞研究所/編著），日刊工業新聞，2013
7) Misiewicz JJ：The Sydney System：a new classification of gastritis. Introduction. J Gastroenterol Hepatol, 6：207-208, 1991（PMID：1912430）
8) Dixon MF, et al：Classification and grading of gastritis. The updated Sydney System. International Workshop on the Histopathology of Gastritis, Houston 1994. Am J Surg Pathol, 20：1161-1181, 1996（PMID：8827022）
9) 「胃炎の京都分類 改訂第3版」（春間 賢/監，加藤元嗣，他/編），日本メディカルセンター，2023

第3章 慢性胃炎の内視鏡像と組織像

2 通常内視鏡における活動性炎症と萎縮の診断

はじめに

慢性胃炎はまず乳児期にピロリ菌が幽門腺粘膜に感染することから始まります（図1 Ⓐ）．そして感染は持続します．体部小彎は体部大彎に比して胃底腺が薄く酸分泌もやや弱いため，幽門部に感染したピロリ菌は体部小彎に遊走し，体部小彎の粘膜に全層性の活動性炎症が生じます（図1 Ⓑ）．間もなく体部小彎の胃底腺は幽門性化生に変化します．すなわち萎縮粘膜です（図1 Ⓒ）．同時にピロリ菌は大彎に進展し慢性活動性炎症は胃全体に広がります（図1 Ⓒ）．幽門腺粘膜および幽門腺化生粘膜には腸上皮化生も発生し，これらの変化は体部大彎にも進展していきます（図1 Ⓓ）．

また，慢性胃炎は大きく活動性胃炎と非活動性胃炎に分類できます．

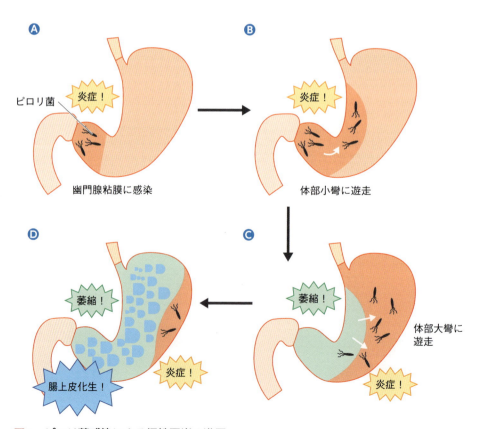

図1　ピロリ菌感染による慢性胃炎の進展

1 活動性胃炎

ピロリ菌が胃に存在し，現在も炎症が続いている状態を**活動性胃炎**と言います（**現感染**という表現も使われます）．組織学的には**好中球が存在する**のが特徴です．

①幽門腺粘膜の炎症

最初に炎症が発生する幽門腺粘膜の内視鏡像を見てみましょう（図2）．正常に比して**凹凸が出現**し，色調も**白色と赤色が混じり合った**ような感じです．図2⇨の発赤は高分化管状腺癌で胃炎ではありませんが，その周囲は活動性炎症を有する胃炎粘膜です．体部ほど特徴的な所見はありませんが，未感染胃の幽門腺粘膜を完全に理解して正常と炎症のある粘膜を区別する必要があります．これはA型胃炎を診断する際にも重要となります．

②胃底腺粘膜の炎症

次は胃底腺粘膜です．組織学的には腺頸部に炎症細胞浸潤が生じます．特に**好中球浸潤が特徴的**です（図3Ⓐ♥：好中球）．炎症細胞浸潤はさらに表層の腺窩上皮の部分にも広がります（図3Ⓑ）．そのため胃底腺領域では炎症が集合細静脈の視認に影響を与えます．図3Ⓑのように炎症細胞浸潤が軽微だと集合細静脈は不規則になりますが，一応視認されます（図3Ⓒ）．

■ RACの消失とびまん性発赤

炎症細胞浸潤が強くなり，好中球浸潤が目立つようになると集合細静脈は視認できなくなり，びまん性発赤が胃底腺粘膜に出現します（図4Ⓐ）．集合細静脈が視認できなくなるというのはRACが認められない，と同じ意味です．すなわち**RACの消失**と**びまん性発赤**の2つが活動性胃炎の所見です．

■ 萎縮粘膜の出現

もう1つ重要なのは**萎縮粘膜の出現**です．図4Ⓐ⇨の右上には白っぽい粘膜で血管が透見される像が観察されます．胃底腺が幽門腺化生に変化し，粘膜が薄くなり，粘膜筋板付近の横走する血管が透見できるようになり観察される像です．図4Ⓐ⇨は腺境界と呼ばれ，胃底

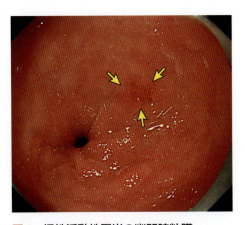

図2　慢性活動性胃炎の幽門腺粘膜

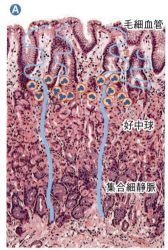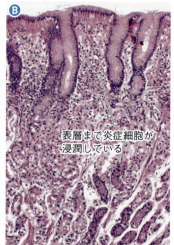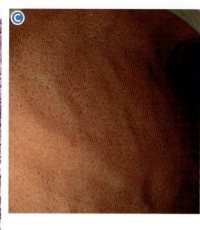

図3　慢性活動性胃炎の組織像
A）慢性活動性胃炎では，腺頸部に炎症細胞浸潤が生じるのが特徴とされている．♥は好中球
B）実際は腺頸部から表層まで炎症細胞浸潤が広がる．この組織は比較的炎症は軽度である
C）通常内視鏡像．不規則な集合細静脈が観察される．炎症が軽度の場合，このような内視鏡になる．この像はRAC陰性とする

腺粘膜と萎縮粘膜（幽門腺化生または腸上皮化生＋幽門腺化生）をおおよそ分ける境界線です．あくまでおおよそです．

図4🅐のようなびまん性発赤を示す粘膜は炎症が強いです．そのときの組織像を見ると，腺窩上皮細胞の粘液は減少し，核の極性も乱れています．好中球により腺窩上皮の変性傾向が現れます（図4🅑）．図4🅒は図4🅑□のギムザ染色です．粘液のなかに桿状物が観察されますが，これらがピロリ菌の菌体です．

通常内視鏡所見から萎縮の状態はおおよそ推定できます．

内視鏡像（図5🅐）と組織像（図5🅑）を対比しながら所見を見ていきましょう．ただし萎縮の進展の説明になります．図5🅐の内視鏡像は活動性で図5🅑の組織像は除菌後症例なので炎症の有無は異なりますので無視してください．萎縮のみに注目してください．図5🅐①は萎縮なしの胃底腺粘膜の内視鏡像で，図5🅑①は萎縮なしの胃底腺粘膜の組織像です．図5🅐②は胃底腺粘膜から幽門腺化生への移行の内視鏡像で，図5🅑②はその組織像．図5🅐③④は完全な萎縮の内視鏡像で，図5🅑③のように幽門腺化生または図5🅑④のように腸上皮化生になっています．

> **Point**
> 活動性胃炎の診断ポイント
> びまん性発赤が重要です．

2　非活動性胃炎

ピロリ菌が以前は存在し，感染していたものの，現在は消失した状態を**非活動性胃炎**と言います．**既感染**という表現も使われます．組織学的には**好中球の消失が特徴**です．除菌後胃はこの非活動性胃炎に分類されますが，除菌されなくとも自然にピロリ菌が消失することも

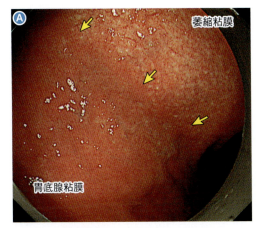
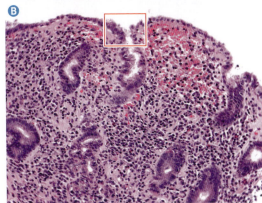
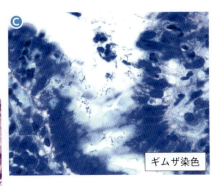

図4　慢性活動性胃炎の典型像
A）萎縮粘膜では樹枝状の血管が透見される．胃底腺粘膜はRACが消失し，びまん性発赤が観察される．
　⇨：腺境界
B）胃底腺粘膜の組織像
C）Bの赤□枠のギムザ染色像

あり，これも非活動性胃炎です．
　内視鏡的な特徴として萎縮変化は残りますが，活動性炎症が消失しています．早速，内視鏡像を見ていきましょう．

①非活動性胃炎の内視鏡像

　図6Ⓐの内視鏡像を見てください．RACは観察されず，慢性胃炎があることはわかりますね．じつはこの胃は除菌後胃です．**慢性胃炎であることがわかったら萎縮の程度を見る習慣が大切**です．図6Ⓐ⇨の左は表層が滑らかですが，右は凹凸があります．**胃底腺粘膜は除菌前も除菌後も表層が滑らかのことがほとんどです**．すなわち図6Ⓐ⇨の左は胃底腺粘膜，右が萎縮粘膜で，⇨が腺境界です．ここで腺境界を挟んで胃底腺粘膜と萎縮粘膜の色調を比較してください．**胃底腺粘膜が白っぽく，萎縮粘膜が赤っぽい**ことに気づきますね．さて活動性胃炎はどうでしょう．「びまん性発赤」が胃底腺粘膜に観察されるというのが特徴だったはずです．
　図6Ⓐは非活動性胃炎，図6Ⓑは活動性胃炎です．両者とも⇨が腺境界で，下が胃底腺粘膜，上が萎縮粘膜です．活動性胃炎の胃底腺粘膜は萎縮粘膜に比較すると発赤が強く，萎縮

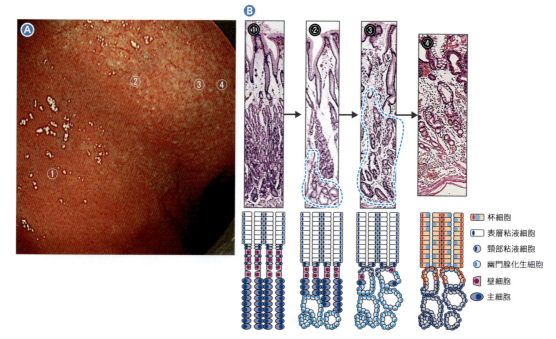

図5 萎縮粘膜の通常内視鏡像と組織像の対比
A) ①から④へと，胃底腺粘膜から萎縮粘膜へ移行していく様子が観察できる（図4A再掲）
B) 慢性胃炎における萎縮の進展（3章-1 図1再掲）

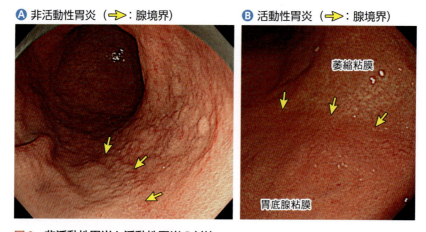

図6 非活動性胃炎と活動性胃炎の対比

領域は白っぽいですね（図6 Ⓑ）．非活動性胃炎の胃底腺粘膜と萎縮粘膜の赤白の関係と逆です（図6 Ⓐ）．筆者はピロリ菌が消失すると胃底腺粘膜と萎縮粘膜と赤白の関係が逆転することから，「**色調逆転現象**[1)]」と名づけました．図6 Ⓐと図6 Ⓑの違いをしっかり理解してください．

> **Point**
> 活動性胃炎と非活動性胃炎では，胃底腺粘膜と萎縮粘膜の色の関係が逆になる！（色調逆転現象）

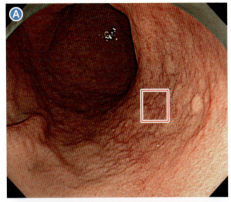
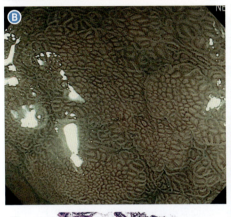
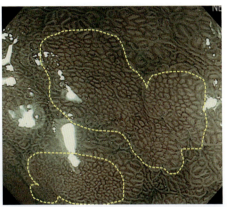
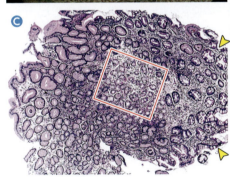
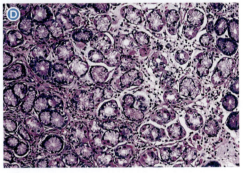

図7　非活動性胃炎の中間帯の内視鏡像と組織像
A) 非活動性胃炎の内視鏡像（図5B再掲）
B) Aの赤□枠のNBI拡大像．右の黄色点線（◯）は胃底腺粘膜の拡大像
C) Bの生検組織像．▷：腸上皮化生
D) Cの赤□枠の拡大像

②萎縮粘膜の凹凸

　　さて非活動性胃炎では萎縮粘膜に凹凸がみられることがしばしばあります．凹凸部分（白枠）をNBI拡大観察してみます（図7B）．管状模様のなかに図7B黄色点線◯内のように円形開口部を伴った領域が散在しています．この拡大像は**胃底腺粘膜**を表しています．その周りの管状模様は腸上皮化生を含んだ萎縮粘膜を表しています（図7B黄色点線枠の外）．では生検でそれを確認してみましょう．図7Cは図7Bの生検組織です．図7C▷は腸上皮化生です．図7C赤□枠を拡大して観察すると図7Dの像が観察されました．壁細胞，主細胞，頸

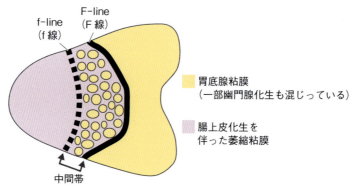

図8 慢性胃炎の腺分布

部粘液細胞と胃底腺の構成細胞が観察されますので，これは胃底腺です．図7Ⓐ赤□枠で示した凹凸のある領域は，「中間帯」と呼ばれる領域だったのです．

③中間帯とは

　中間帯について説明しましょう．慢性胃炎の腺の分布は図8のようになっています．
　黄色■は胃底腺粘膜が連続的に存在する領域，紫色■は幽門腺・幽門腺化生・腸上皮化生といった粘膜が存在する領域です．この2つの領域の間には腸上皮化生などの萎縮粘膜と胃底腺粘膜が混ざった領域が存在しますが，それが「中間帯」です．なお，胃底腺粘膜と中間帯の境界をF-line（F線），萎縮粘膜と中間帯の境界をf-line（f線）と呼びます．中間帯は内視鏡像や切除標本では観察されず，顕微鏡で組織像を観察しないと認識できないとされてきました．しかし非活動性胃炎では赤白の色のまだらを伴った凹凸で視認されるのです（図6）．

④活動性胃炎の中間帯

　では活動性胃炎では本当に中間帯が観察されないのか調べてみましょう．図9Ⓐは活動性胃炎です．中間帯が存在するとすれば腺境界近傍の萎縮粘膜に存在するはずです．しかしやはり凹凸は観察されません（図9Ⓐ⇨：腺境界）．しかしここでNBI拡大内視鏡を用いると，図9Ⓐ赤□枠部分が中間帯だと診断できます．
　図9Ⓐ赤□枠部分をNBI拡大観察すると，不整な円形開口部が観察されますが（図9Ⓑ），これは炎症細胞を伴った胃底腺粘膜を表しています．この部位（図9Ⓐ⇨）の生検組織を図9Ⓒに示します．腸上皮化生とともに強い炎症細胞のなかに壁細胞，主細胞，頸部粘液細胞と胃底腺の構成細胞が観察されます（図9ⒸⒹ）．つまりここが中間帯なんです．おそらく図9Ⓐ⇨の腺境界から萎縮領域に向かって中間帯が存在していると推測されます．しかし内視鏡的にはそれは視認できません．

⑤非活動性胃炎で中間帯が視認できる理由

　非活動性胃炎で中間帯が赤白のまだらと凹凸で視認できる理由を説明します．
　除菌前は中間帯の胃底腺周囲の炎症細胞浸潤が図9Ⓓのように著明ですが，除菌後は図7Ⓓのように炎症細胞浸潤は消褪し，胃底腺とそれに連続する腺窩上皮は炎症のない状態に復します．特に表層上皮は炎症の消失で過形成傾向を伴います．これらの炎症の消失で胃底腺粘

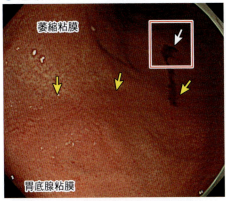
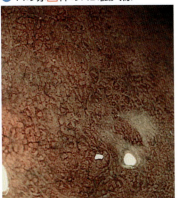
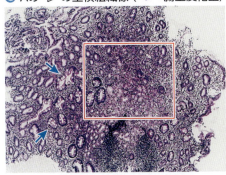
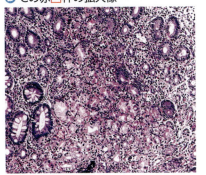

図9　活動性胃炎の中間帯の内視鏡像と組織像

膜はうっ血などによる発赤は消え，一方，除菌前後で変化のない腸上皮化生は相対的に発赤調を呈するようになります．結果として発赤調の腸上皮化生のなかに白色調の胃底腺粘膜が散在するという図7Ⓐのような内視鏡像が出現します．

　既感染胃で出現する胃型粘膜に囲まれた腸上皮化生による発赤は「胃炎の京都分類」では地図状発赤[2〜4]と命名されていますが，筆者が色調逆転としている発赤の部分は，この地図状発赤に一致するものと考えています．色調逆転は木村・竹本分類を意識した観察から生まれた所見であり，中間帯などを含めた胃の腺の分布の全体像を捉えるには有用です．ぜひ両者を使用してください．

> **Point**
> 活動性胃炎と非活動性胃炎の診断のポイント
> ・活動性胃炎：①胃底腺のびまん性発赤，②萎縮領域より胃底腺が発赤強い
> ・非活動性胃炎：①胃底腺領域のびまん性発赤の消失，②萎縮領域が胃底腺より発赤強いことがしばしば（色調逆転），③萎縮領域に発赤出現（地図状発赤：腸上皮化生を意味する），④中間帯が観察できる

内視鏡医
カズ先生

さて,ここで7例の慢性胃炎の写真を用意したから活動性胃炎か非活動性胃炎かを当てごっこしてみようよ.まずは,Ⓐを見てね.さあどっちかな？

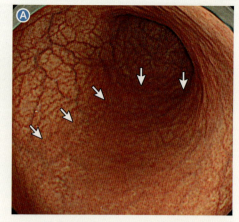

ポコ博士

オーケー！ Ⓐは⇦の血管透見のない粘膜が赤いニャ.これは胃底腺粘膜が赤いんだ.活動性胃炎だ！

カズ先生

ピンポーン.活動性胃炎だよ.中間帯も見えないね！ではⒷはどう？

病理医
ヨウ先生

これも同じじゃん.活動性胃炎.

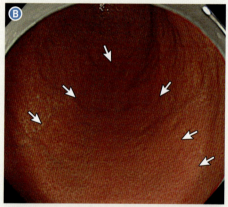

カズ先生

そう.活動性胃炎.ではⒸは？

ポコ博士

下側の血管透見のない胃底腺粘膜が赤いから活動性胃炎！

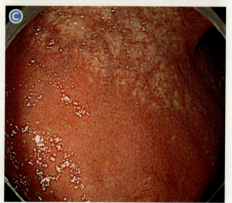

カズ先生　みんな凄いね．これも活動性胃炎で正解！　では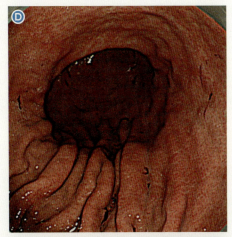は？

ヨウ先生　襞が肥厚しているように見えて悩むな．でもびまん性発赤がないから非活動性かな．

カズ先生　鋭い！　ピンポーン．非活動性胃炎．空気量が少なくて襞が太く見えるんだね．萎縮が乏しくて胃底腺粘膜の色調逆転が指摘できないけど，びまん性発赤がないのが特徴だね．Ⓔはどう？

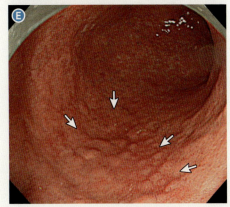

ポコ博士　➡は凸凹してるね．白っぽい隆起部と赤っぽい陥凹部が混在してる．あ！　これは中間帯だ．非活動性だ！　それより口側の粘膜は胃底腺粘膜だよ．萎縮と比べると白っぽい．非活動性胃炎だね！

カズ先生　当たり！　非活動性胃炎だよ．ではⒻはどう？

ヨウ先生　中間帯の凹凸はないね．でも襞がある方が白っぽい．非活動性胃炎だ．

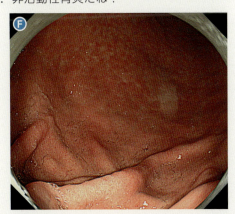

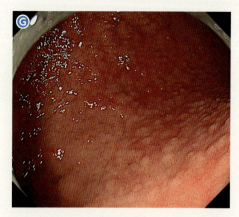

当たり！ 非活動性胃炎．では **G** は？

白い隆起部と赤い陥凹部が混在している．これは中間帯だね．それより左側の胃底腺粘膜は白っぽいから非活動性胃炎だよ．

大当たり！ みんな，もうすっかりマスターしたね．

■ 文献

1) Nawata Y, et al：Reversal phenomenon on the mucosal borderline relates to development of gastric cancer after successful eradication of *H. pylori*. J Gastroenterol Hepatol Res, 6：1-6, 2017
2) Nagata N, et al：Predictability of Gastric Intestinal Metaplasia by Mottled Patchy Erythema Seen on Endoscopy. Gastroenterology Res, 4：203-209, 2011（PMID：27957016）
3) Watanabe K, et al：Predictive findings for Helicobacter pylori-uninfected, -infected and-eradicated gastric mucosa：validation study. World J Gastroenterol, 19：4374-4379, 2013（PMID：23885149）
4) 安田 貢：地図状発赤．「胃炎の京都分類 改訂第3版」（春間 賢/監，加藤元嗣，他/編），日本メディカルセンター，pp35-36，2014

第3章 慢性胃炎の内視鏡像と組織像

3 拡大内視鏡における萎縮と活動性炎症の診断

はじめに

　　慢性胃炎の拡大内視鏡では萎縮の診断が非常に有用です．ここでは拡大内視鏡を用いた萎縮の分類である「A-B分類」に加え，活動性胃炎と非活動性胃炎の鑑別について解説していきます．

1 A-B分類

　　筆者はピロリ菌未感染の正常胃の拡大内視鏡像を基本にして，胃炎の拡大内視鏡分類であるA-B分類を作成しました．その頃，胃は未感染と現感染が大部分でしたのでA-B分類の慢性胃炎の拡大像は活動性胃炎です．胃底腺粘膜では活動性胃炎と非活動性胃炎では内視鏡像が少々異なりますが，萎縮粘膜では活動性胃炎も非活動性胃炎もほぼ同じです．

　　図1がA-B分類です．Bはbody：体部の略です．つまり"B"がつくものは，**胃底腺が残存している体部粘膜の拡大像**です．Aはantrumとatrophyの略です．すなわち幽門腺領域（antrum）および体部領域でも胃底腺が消失した**萎縮粘膜（atrophy）の拡大像**となります．Antrumとatrophyを一緒にした理由は，体部粘膜は胃底腺が消失し，幽門腺化生が完成した時点でその拡大像は幽門腺粘膜のそれにきわめて類似しているからです．

　　A-B分類は萎縮の進展とともに⇨の方向に進みます（図1⇨が萎縮の進展方向）．B-0は正常の胃底腺粘膜でRACの拡大像です．ピロリ菌感染で軽度炎症のみで萎縮がないとB-1です．活動性炎症が強くなり，胃底腺粘膜にも萎縮が発生してくるとB-2やB-3に変化します．幽門腺化生に完全に変化するとA-1となります．A-1では腸上皮化生をすでに発生していることもしばしばです．腸上皮化生や幽門腺化生に炎症細胞浸潤が強くなるとA-2となります．また，幽門腺粘膜は正常の幽門腺粘膜の拡大像であるA-0からはじまります．ピロリ菌による炎症細胞浸潤や腸上皮化生が加わると同様にA-1またはA-2へ変化していきます．

　　それでは，個々の拡大像の詳細な説明をしていきましょう．

① B-0

　　これはRACの拡大像で，集合細静脈の規則的配列が見えているものですね．正常胃の解説（**第1章**）でお話ししたのでここでは省略します．

② B-1

　　円形のwhite zoneから形成されています（図2Ⓐ）．**萎縮はほとんどありません**．しかし未感染胃の胃底腺粘膜と異なり，**大小不同と形状の不揃い**があります．図2Ⓑが組織像です．炎症も活動性（ピロリ菌由来の慢性胃炎では好中球浸潤を活動性と表現します）も軽度です．このような拡大像を示す胃粘膜の通常観察は，図2Ⓒのように不規則ながらも集合細静脈が

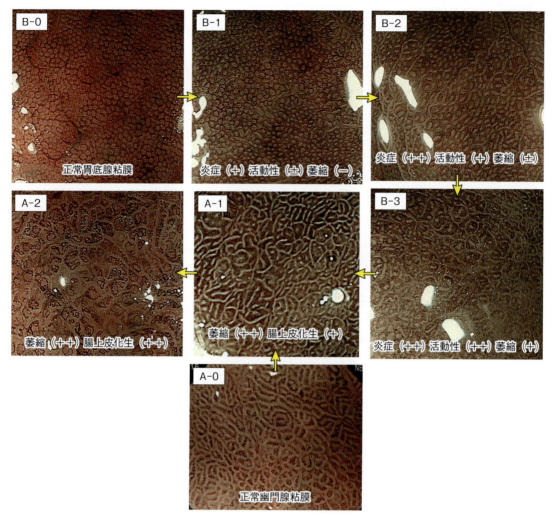

図1　A-B分類
文献1より引用

視認されるなど，未感染胃と鑑別が難しいこともよくあります．

③ B-2

　楕円や溝状のwhite zoneから形成されています（図3Ⓐ）．活動性胃炎の胃底腺粘膜はこのB-2を示すことが多いです．組織像は炎症も活動性も中等度で，胃底腺は軽度萎縮を伴ってきます．このような拡大像を示す胃粘膜の通常内視鏡像は図3Ⓑのように胃小溝が目立ち，不規則な胃小区が出現します．胃小溝と胃小区に関してはp51のミニレクチャーでポコ博士に解説してもらうことにします．

④ B-3

　楕円のwhite zoneに加えて大小不同や形の不同なwhite zoneも出現し，さらに溝のwhite zoneが非常に目立ち，その溝に囲まれた部分が管状模様を形成して，A-1やA-2の萎縮粘膜の拡大像に類似してきます（図4Ⓐ）．

Ⓐ 拡大像

Ⓑ 典型的組織像

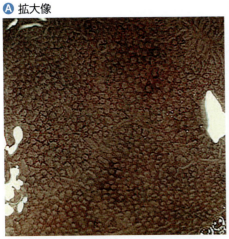
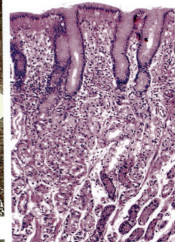

Ⓒ 典型的通常内視鏡像

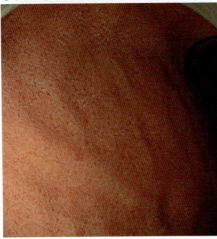

図2 B-1型拡大像と組織像
A, B) 文献1より引用

Ⓐ 拡大像

Ⓑ 典型的通常内視鏡像

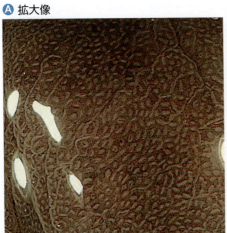
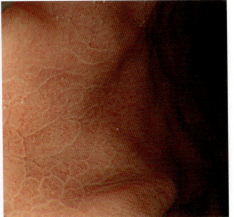

図3 B-2型拡大像と組織像
A) 文献1より引用

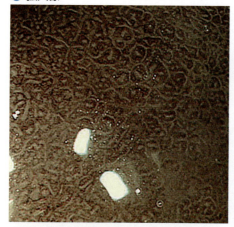

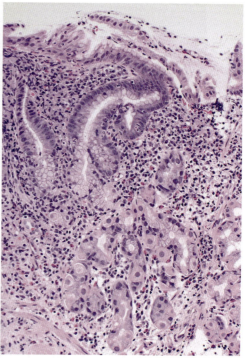

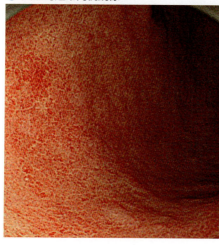

図4 B-3型拡大像と組織像

A, B) 文献1より引用

組織像は炎症も活動性も高度で，胃底腺もかなり萎縮してきます（図4 B）．通常内視鏡ではかなり粗造な粘膜が観察されます（図4 C）．

⑤ A-1

溝状のwhite zoneからなり，それが管状模様を形成しています（図5 A）．この写真ではlight blue crest[2]が観察され，腸上皮化生の存在がわかりますが，幽門腺化生のみならず腸上皮化生もこの像を示します．

組織像では固有腺から胃底腺が消失して，幽門腺化生のみ（図5 B），または腸上皮化生を伴います．完全な萎縮粘膜です．通常内視鏡像では樹枝状の血管が透見される典型的な萎縮粘膜を示します（図5 C）．

> **Point**
> light blue crest[2]
> "上皮の表層を縁取る青白い細い線"と定義されています．同部を生検すると高率に腸上皮化生を認めます．腸上皮化生表面の刷子縁の繊毛様構造による光の反射特性の違いがこのような現象を生じさせているのではないかと推測されています．

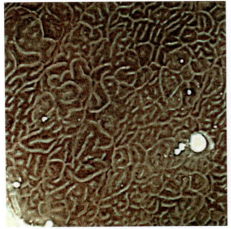
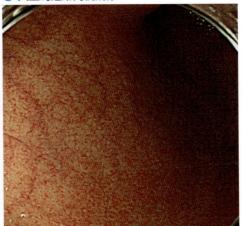
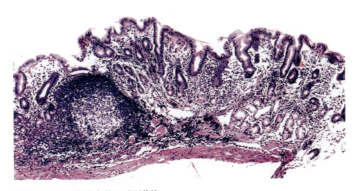

図5　A-1型拡大像と組織像
A）文献1より引用，C）文献3より引用

⑥ A-2

　　white zoneが顆粒状や球状の模様を形成する像です（図6Ⓐ）．窩間部には**微小血管**が透見されることが多いです．

　　組織学的には萎縮粘膜に炎症細胞浸潤が目立ったり，腸上皮化生だったりすることが多いです（図6Ⓑ）．通常内視鏡像はA-1とほぼ同じですが，**発赤**を伴うことが比較的多いです（図6Ⓒ）．

> **ポコ博士のミニレクチャー**
>
> **胃小区と胃小溝**[4]
>
> 　　胃小区模様とは胃粘膜表面に溝によって小さく区画されている模様を指すよ．図7Ⓐのようにインジゴカルミンを撒布するとその模様がよく見えるよ．亀の甲羅みたいなのが胃小区だね．図7Ⓐの赤□枠を拡大したのが図7Ⓑで，インジゴカルミンが溜まった⇨の溝が胃小溝．それに囲まれたのが胃小区．この内視鏡像は萎縮粘膜だけれど，この胃小区のなかに拡大内視鏡で見える管状模様が入っているんだ（図7Ⓑ）．

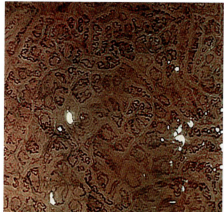
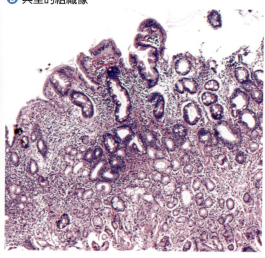
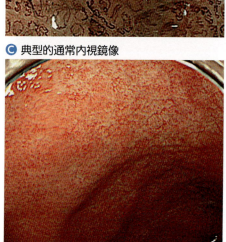

図6　A-2型拡大像と組織像
A) 文献1より引用，B) 文献3より引用

> 胃底腺粘膜の胃小区は**図7 C**だよ．**図7 C**の赤□枠を拡大したのが**図7 D**．**図7 D** ⇨ が胃小溝で，それに囲まれているのが胃小区．胃底腺粘膜では胃小区のなかに拡大内視鏡で観察される円形ピットが存在するよ（**図7 D**）．胃小区は拡大内視鏡が出現する前は大切な胃の微細所見だったんだ．拡大像で見える構造と胃小区や胃小溝の関係をよく理解してニャ！

2 拡大内視鏡による活動性胃炎と非活動性胃炎の鑑別法

　活動性胃炎に使える「A-B分類」を解説したところで，非活動性胃炎についても見てみましょう．胃底腺粘膜の円形ピットはピロリ菌による炎症の影響を非常に受けやすいです．そこで筆者は，本邦で胃潰瘍と十二指腸潰瘍に除菌治療が保険適応された2000年に，その拡大像の変化を研究しました．
　除菌前は円形開口部の形状が不規則でその中心に開孔する穴がほとんど見えません（**図8 A**）．しかし除菌に成功すると円形開口部は規則的に配列し形状もほぼ均一になります[1, 5]．一番の特徴は開孔する穴がピンで穴を開けたように鮮明に観察されることでした（**図8 B**）．この所見を筆者は「ピンホール・ピット」と名付けました．生検組織との対比検討で，除菌

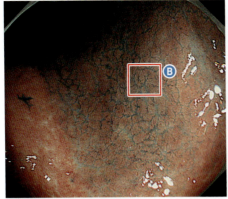
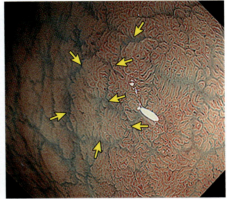
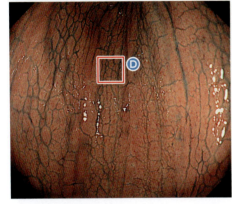
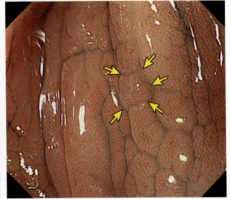

Ⓐ 体部小彎の萎縮粘膜の胃小区像　　Ⓑ Ⓐの拡大像（➡：胃小溝）
Ⓒ 体部小彎の胃底腺粘膜の胃小区像　Ⓓ Ⓒの拡大像（➡：胃小溝）

図7　胃小区と胃小溝
文献4より引用

前は開口部の腺窩上皮の配列は不規則（図8Ⓐ下）で光は深部にまで届かないけれど，除菌に成功すると開口部の腺窩上皮は内腔側も基底側もシャキッと規則的に配列（図8Ⓑ下）し，光が深部まで届くためと考えられます．NBI画像では図9のようになります．現在はPPIの内服症例が多く，ピロリ菌の感染状況が曖昧な症例が稀ではありません．それでも**通常内視鏡単独よりは診断率は高い**です[6]．

　ここで注意していただきたいのは，**ピロリ菌の現感染の有無は胃底腺粘膜で判定すること**です．萎縮粘膜では判定できません．例えば図10Ⓐの内視鏡像を見てください．空気は少なめで，さらに空気を追加すると襞は完全に消失します．胃底腺粘膜は拡大観察では見つからず，後壁大彎側のNBI拡大観察でピロリ菌の現感染の有無を判定することとしました．

　萎縮粘膜でA-B分類ではA-1型です（図10Ⓑ）．ピンホール・ピットの有無は判定できません．でもなんとなく規則的な像なのでピロリ菌は陰性であろうと判断しました．しかし便中抗原は陽性でした．このように，萎縮粘膜では拡大内視鏡診断が不可能です．さらに，本当にそうであるか，胃底腺粘膜が確認できる軽度から中等度の萎縮症例70例と胃底腺粘膜が拡大内視鏡で見つからない高度萎縮症例7例で，通常内視鏡と拡大内視鏡でのピロリ菌の現感染の有無の正診率を比較検討してみました（表）．胃底腺粘膜が確認できた症例は胃底腺粘膜で判定し，NBI拡大内視鏡では92.9％の正診で，通常内視鏡の62.9％より明らかに精度が高

Ⓐ 除菌前の胃底腺粘膜の白色光拡大像と組織像　　Ⓑ 除菌後の白色光拡大像と組織像

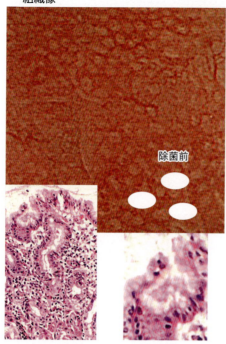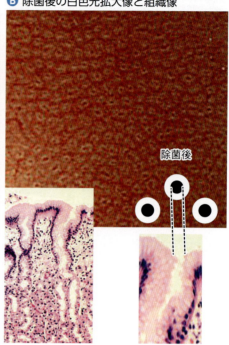

図8　除菌前後の拡大像（白色光）

Ⓐ 除菌前の胃底腺粘膜のNBI拡大像と活動性胃炎の組織像　　Ⓑ 除菌後のNBI拡大像と非活動性胃炎の組織像

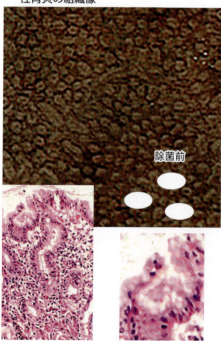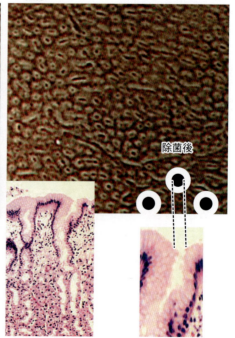

図9　除菌前後の拡大像（NBI光）
文献1より引用

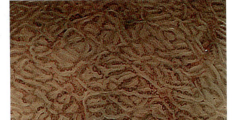
Ⓐ 高度萎縮の慢性胃炎の体部の通常内視鏡像　Ⓑ 体上部後壁大彎側のNBI拡大像

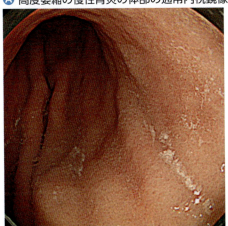

図10　高度萎縮胃炎の内視鏡像

表　萎縮程度別のH. pylori-statusの通常内視鏡とNBI拡大内視鏡の正診率比較

	通常内視鏡	NBI拡大内視鏡
軽度から中等度の萎縮性胃炎	62.9％（44/70）	92.9％（65/70）
高度の萎縮性胃炎	57.1％（4/7）	42.3％（3/7）
	p=0.532	p=0.003

かったです（表）．しかし胃底腺粘膜が確認できない高度の萎縮性胃炎では，NBI拡大内視鏡での正診率は42.3％で，通常内視鏡より劣る結果でした．このことから，胃底腺粘膜が確認できない高度萎縮症例では，活動性胃炎と非活動性の鑑別は非常に困難となります．

■ 文献

1）「H. pylori除菌後発見胃癌の内視鏡診断」（八木一芳，味岡洋一/著），医学書院，2016
2）Uedo N, et al：A new method of diagnosing gastric intestinal metaplasia：narrow-band imaging with magnifying endoscopy. Endoscopy, 38：819-824, 2006（PMID：17001572）
3）「胃の拡大内視鏡診断 第2版」（八木一芳，味岡洋一/著），医学書院，2014
4）八木一芳：胃小区模様（gastric area）．胃と腸，52：565，2017
5）Yagi K, et al：Magnifying endoscopy of the gastric body：a comparison of the findings before and after eradication of Helicobacter pylori. Dig Endosc, 14：S76-S82, 2002
6）Yagi K, et al：Prediction of Helicobacter pylori status by conventional endoscopy, narrow-band imaging magnifying endoscopy in stomach after endoscopic resection of gastric cancer. Helicobacter, 19：111-115, 2014（PMID：24372729）

第4章 胃癌の診断〜分化型胃癌を中心に〜

1 拾い上げ診断のコツ
ⓐ色調変化

はじめに

　本邦では早期胃癌は0-Ⅰ〜0-Ⅲ型の肉眼型分類に基づいた診断が推奨されてきました[1]．以前は軽度隆起を伴った0-Ⅱa型や陥凹を伴った0-Ⅱc型が多く，それとともに発赤が早期胃癌の特徴とされていました．しかし近年，除菌後胃癌の増加もあり，**隆起や陥凹を伴わない平坦型，いわゆる0-Ⅱb型，が著しく増加しています**．色調も発赤のみならず，黄色調，褪色調，さらに発赤であっても胃炎と紛らわしいものも増加しています．本書ではそのようなちょっと診断に悩むような病変を中心に述べていきます．

　重要なのはまず**色調の異常**に気づくこと，具体的には周囲とは異なる色調が領域をもって観察されることに気づくことです．そしてさらに重要なのは色調の異常に気づいたあとで他の観察法で癌か否かを鑑別する技術，たとえばNBI拡大観察でそれが癌であるか否かを正確に鑑別する技術を取得しておくことです．

1 発赤調病変

症例① 除菌後のスクリーニング内視鏡，70歳台男性

　前庭部に地図状発赤が散在する症例です（図1Ⓐ→）．NBIで円形と棒状のwhite zoneで不整なく，light blue crest（p50，第3章-3 Point参照）もあり，さらに全体に緑色で腸上皮化生と診断できます（図1Ⓑ→）．体上部後壁にも地図状発赤様の病変を認めましたが形が歪であり，この部位に単発病変が存在するのが気になるところです（図2ⒶⒷ→）．このような病変は**必ずNBI拡大観察が必要**です．

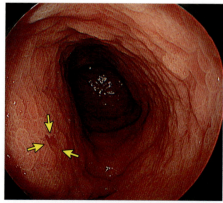
Ⓐ 前庭部（白色光）

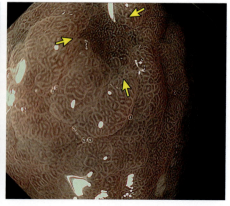
Ⓑ 前庭部（NBI）

図1　地図状発赤

口側は管状模様で腸上皮化生とも考えたい所見ですが（図2C➔），肛門側は円形のwhite zoneが形状と分布が不均一に変化し，さらに不鮮明化しています（図2D➔）．腺管の構造異型が疑われ，強く癌を考えます．

　生検で高分化管状腺癌の診断となり，ESDを施行しました．図2Cの管状模様が鮮明に観察された部位の組織像は腺窩も深く，構造がしっかりしています（図3A）．高倍率では杯細胞様の癌細胞もあり，腸上皮化生に内視鏡像が類似しているのが理解できます（図3B）．しかし図2Dのwhite zoneが不鮮明な部分では腺管は存在しますが腺窩が浅く，分布も不揃いです（図3C）．この組織像が図2Dの内視鏡に反映されています．

> **ポコ博士のミニレクチャー**
>
> **white zoneと組織像の関係**
>
> 　ここで拡大像（white zone）と組織像の関係を説明するよ．第2章の図7，9をみてね．左は窩間部も広く腺窩も深いね．非癌の腺窩上皮はこんな構造で，white zoneは鮮明だ．癌もこういう構造だとwhite zoneは鮮明になるよ．でも図7右のように窩間部が狭くなり腺管が非常に密になったり，図9右のように腺窩が浅くなるとwhite zoneは不鮮明になってしまうんだ（第2章参照）．
>
> 　詳細は文献2を参照してね．オープン・アクセス・ジャーナルだから無料でPDFが手に入るニャ！

A 体上部前壁の発赤

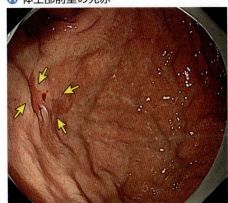

B Aの近位像

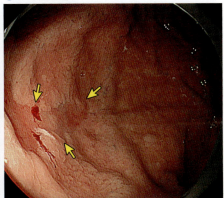

C BのNBI像

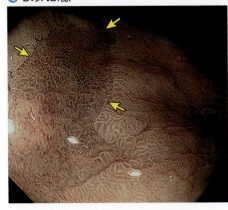

D CのNBI拡大像

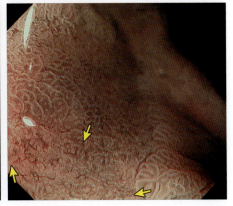

図2　体上部前壁の高分化管状腺癌

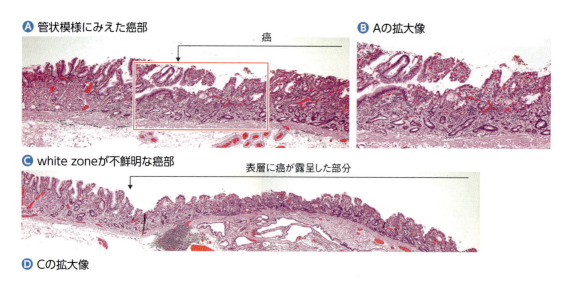

Ⓐ 管状模様にみえた癌部　Ⓑ Ⓐの拡大像

Ⓒ white zoneが不鮮明な癌部

Ⓓ Ⓒの拡大像

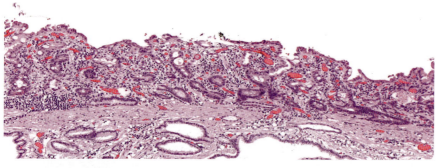

図3　症例1の組織像

症例② 除菌後スクリーニング，60歳台男性

　体中部から上部に地図状発赤が観察されます（図4Ⓐ）．その肛門側に微妙に色調が異なる部分がありますが（図4Ⓐ→），当初は地図状発赤，すなわち腸上皮化生と思われました（図4Ⓑ）．念のためNBI拡大で確認をしたところ，背景のwhite zoneとは異なる模様が観察されました（図4Ⓒ中央→）．なお，拡大観察は嘔吐反射などでのぶつけを避けるため，見下ろしで施行しています．この時点で癌を疑いましたが，その確信度は60％程度です．しかし癌の可能性は高いです．さらに拡大をアップして観察したところ，mesh patternを主体にした不整な高分化管状腺癌と診断できる像が観察されました（図4Ⓒ右→）．この時点で癌の確信度は98％．生検でtub1の診断となりました．

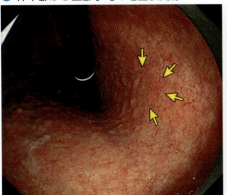
Ⓐ 体中部から上部小彎の地図状発赤

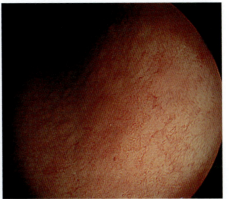
Ⓑ Ⓐの近接観察（これも一見地図状発赤に見える）

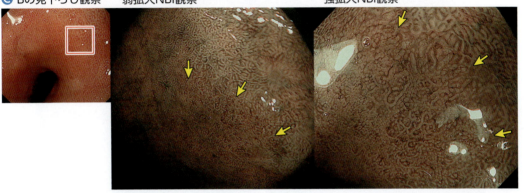
Ⓒ Ⓑの見下ろし観察　　弱拡大NBI観察　　　　　強拡大NBI観察

図4　体上部小彎の高分化管状腺癌（発赤病変）

2　黄色調病変

症例③　除菌後スクリーニング，50歳台女性

　近医で前庭部からの生検で異型上皮が疑われ紹介された症例です．通常内視鏡で，**黄色調粘膜で血管透見が消失**しています（図5Ⓐ➡）．慢性胃炎で観察される血管透見が消失し，周囲と異なる色調の病変があった場合は強く癌を疑わなければなりません．この所見は**癌を十分疑うべき所見**です．この黄色調の部分のwhite zone模様をNBI観察すると，顆粒状模様であることがわかります（図5Ⓑ➡）．このような癌は存在しますがまだ確信は掴めません．領域は存在するのでしょうか．背景との境界を観察すると明らかに境界診断ができます（図5Ⓒ➡）．全体を観察しても領域が観察できます（図5Ⓓ➡）．生検でtub1の診断でESDとなりました．

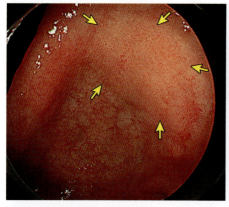
Ⓐ 前庭部後壁の通常内視鏡像

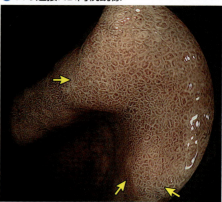
Ⓑ Aの近接NBI内視鏡像

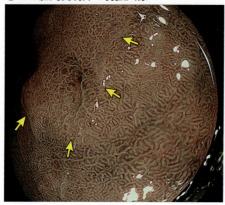
Ⓒ Bの肛門側境界の弱拡大像

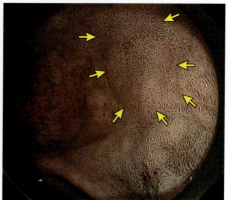
Ⓓ AのNBI内視鏡像

図5 前庭部の高分化管状腺癌（黄色調病変）

3 褪色調病変

症例④ ESD後の年一回の定期検査，60歳台男性

　体下部前壁に褪色病変を認めました（図6Ⓐ➡）．しかし周囲にも褪色病変が散在しており，関心領域も胃炎の変化かな，と考えました（図6Ⓑ➡：癌）．しかし観察角度を変えると関心領域は周囲の褪色病変とは異なっています（図6Ⓒ➡：癌）．やはり癌なのかな，と思い直しました．癌の可能性は十分あり，とNBI観察を行います．

　全体のwhite zone模様は胃炎様に見えますが（図6Ⓓ），全体の印象で決めてはいけません．細部を観察しましょう．図6Ⓓ➡を拡大観察するとwhite zoneは隣同士で比較しても，形も分布も異なり胃炎ではありえない像です（図6Ⓔ）．生検でtub1となりました．

　この症例が一見胃炎様なのは組織から理解できます．ESD組織標本では表層は癌と非癌がモザイクに混在して存在しています（図6Ⓕ▷：非癌上皮）．

Ⓐ 体下部前壁の通常内視鏡像

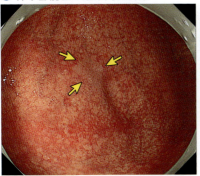

Ⓑ Aの近接像（→：癌）

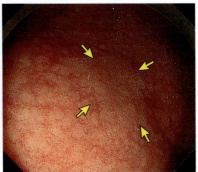

Ⓒ Bの病変の異なる角度からの観察像
（→：癌）

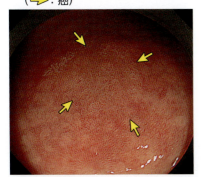

Ⓓ CのNBI像

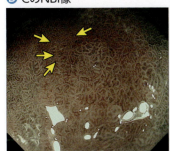

Ⓔ CのNBI拡大像

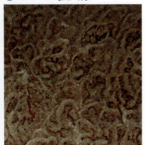

Ⓕ DのESD組織標本（▷：非癌上皮）

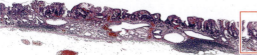
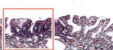

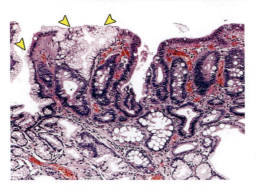

図6　体下部前壁の癌（褐色病変）

ACDE）文献3より引用

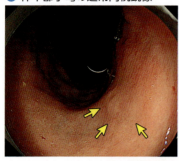
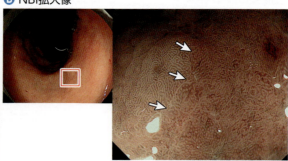

Ⓐ 体中部小彎の通常内視鏡像　　Ⓑ NBI拡大像

図7　体中部前壁の高分化管状腺癌（褐色病変）
文献3より引用

症例⑤ 除菌後・ESD後の定期検査，80歳台男性

　4年前にESDが施行された症例で（図7Ⓐ），右上には以前のESD瘢痕が観察されます．その左に軽度の褪色領域が観察されます（図7Ⓐ➡）．わずかな褪色ですがNBI弱拡大観察をすると周囲の胃炎粘膜とは異なります．一見胃炎様ですがwhite zoneの隣同士の模様が異なっており全体的には不整と読める像です（図7Ⓑ➡）．

　生検でtub1と診断され，ESDで切除されました．

症例⑥ 除菌後スクリーニング，70歳台男性

　発赤調と褪色調の粘膜が混じり合っています．その中でちょっと黄色調が混じったような領域があり，違和感を感じます（図8Ⓐ➡）．近接するとやはり周囲と色調がちょっと異なり，明らかな領域を持っています（図8Ⓑ➡）．ここで癌の可能性は十分あり，と考え，NBI観察に切り替え，さらにその画像から検討します．するとその領域は茶色で周囲は緑色に見え，癌の診断にさらに近づきます（図8Ⓒ➡）．この現象については**第4章-1c NBIでの色調変化**，および**第4章-3 NBIを有意義に用いる方法**で詳細に学んでいただきたいです．

　またその内部のwhite zoneは周囲に比し不整に見えます（図8Ⓒ➡）．拡大するとwhite zoneは密度も非常に高く，隣同士のwhite zoneの形も方向性も不同です（図8Ⓓ➡：典型的なtub1癌の像）．生検でtub1の診断を得てESDを行いました．

🐱 ポコ博士のミニレクチャー

アハ体験を自分で求めよう！

　ESDで切除して判明した癌の領域を，最初診断した癌の領域と比較してみるのはとても勉強になるという話をするよ．カズ先生が2010年頃の失敗談だ．図9Ⓐのスクリーニング内視鏡で出血斑がありおかしいと思ったのをきっかけに発赤の癌を見つけた．拡大観察で癌と診断して（図9Ⓑ），生検でもtub1が出たんだ．

　そのときは図9Ⓒのような形の癌と思ってたんだ．ESDのときもそう思って拡大観察しながらマーキングしたんだ（図9Ⓓ）．でも切除した標本をみたら横長楕円の癌（図9Ⓒ）と思ったのに縦長楕円の癌（図9Ⓔ）だったんだ．ちょっとおかしいと思って，発見時の内視鏡写真を見直したら，癌は発赤でなくて褪色調だったことに初めて気づいた（図9ⒻⒼ）．

　このアハ体験は大事！発赤調と思い込んでいた癌は実は微妙に範囲が違って褪色調とわかっ

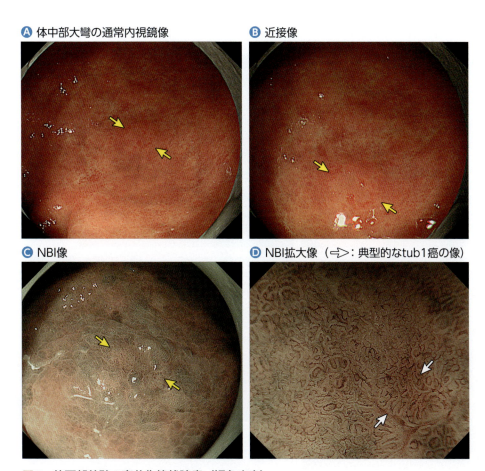

図8 体下部前壁の高分化管状腺癌（褐色病変）

> たときは，カズ先生にはアハ！だったんだ．
> 　アハ体験は認知力を鍛えることができるよ．みんなもマッピングした切除標本と内視鏡写真とよく比べてみるといろいろ発見があると思う．ちなみにESD組織標本（図9 Ⓗ）を呈示しておくニャ！

病理医
ヨウ先生
　内視鏡医って，わずかな変化でも癌と診断できるものなのかね？

内視鏡医
カズ先生
　ちがう，ちがう．難しい病変は最初はちょっとおかしいな，と思う程度．それに気づくかどうかが大事なんだ．

ポコ博士
　おかしいなと思ったら素早くNBI拡大観察ができる技術が大事なんだニャ．

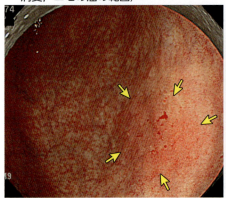
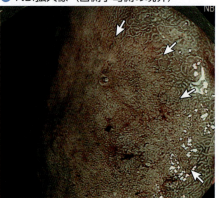
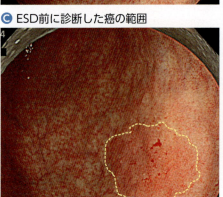
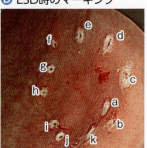
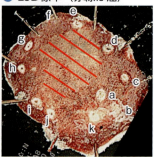
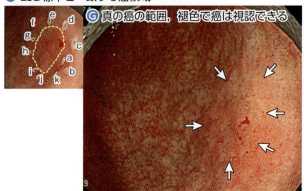
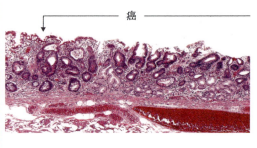

図9 アハ体験した高分化管状腺癌

■ 文献

1) 「胃癌取扱い規約 第15版」（日本胃癌学会／編），金原出版，2017
2) Yagi K, et al：Diagnosis of Early Gastric Cancer by Magnifying Endoscopy with NBI from Viewpoint of Histological Imaging：Mucosal Patterning in terms of White Zone Visibility and Its Relationship to Histology. Diagnostic and Therapeutic Endoscopy, 2012：954809, 2012（PMID：23258955）
3) 「H. pylori 除菌後発見胃癌の内視鏡診断」（八木一芳，味岡洋一／著），医学書院，2016

第4章 胃癌の診断〜分化型胃癌を中心に〜

1 拾い上げ診断のコツ
ⓑ 近接観察模様

筆者の経験では近接観察での粘膜模様から癌を疑い精査で癌であったという症例は少ないですが，その稀な症例を紹介します．

症例 除菌後スクリーニング，70歳台女性

除菌から1年後のスクリーニング内視鏡です．通常の内視鏡観察では癌はまったく指摘できませんでした（図Ⓐ）．近接観察で胃炎としては光の反射具合の質感などから除菌後の胃炎としては奇異な所見に気づきました〔図Ⓑ：図Ⓐ赤□枠付近と写真の順より推定されます〕．癌と断定できませんが胃炎にしては奇異と気づくことは非常に重要です．

ただちにNBI拡大観察をして，境界を伴った細かい不整な粘膜模様より癌と診断しました（図Ⓒ➡：癌）．しかしこの部位を含めた付近をNBIで非拡大観察すると癌部は一見胃炎様に見えます（図Ⓓ➡：癌）．これは除菌後胃癌の特徴です．組織学的には癌は表層に露呈していますが表層にのみ限局しており，一方，非癌腺管が表層近傍まで伸展していました（図Ⓔ▷：非癌腺管）．

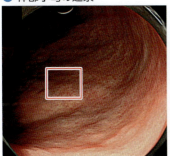
Ⓐ 体部小彎の遠景

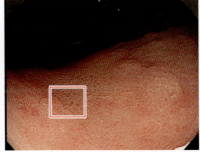
Ⓑ Aの赤□枠の近接像

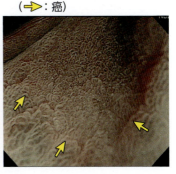
Ⓒ Bの赤□枠のNBI拡大像（➡：癌）

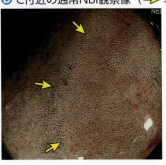
Ⓓ C付近の通常NBI観察像（➡：癌）

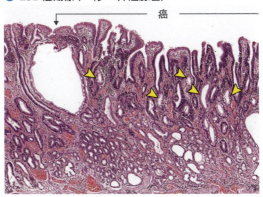
Ⓔ ESD組織標本（▷：非癌腺管）

図 近接観察での模様から癌で疑った症例

病理診断でも胃炎にしてはおかしいと思ったら，腫瘍を疑うことがあるんだよ．

胃癌の内視鏡像は多彩だけど，胃炎の内視鏡像のパターンはそんなに多くないからそれをマスターすれば胃癌の診断はより楽になるニャ．

これからは除菌後胃や未感染胃がほとんどになるから，胃炎はシンプルになるね．活動性胃炎が多かった時代は胃炎も多彩だったけど…．

第4章 胃癌の診断〜分化型胃癌を中心に〜

拾い上げ診断のコツ
ⓒ NBIでの色調変化

■ はじめに

　白色光からNBIに切り替えると癌部が緑色の周囲粘膜に囲まれた茶色に見え，その茶色と緑色のコントラストで癌部の範囲が鮮明に観察されることがしばしばあります．この緑色の粘膜（green epithelium）[1]は**腸上皮化生**であることがほとんどです．筆者の検討では**MUC2がびまん性陽性の粘膜が緑色の粘膜となる傾向**を確認しました．癌はMUC2陽性のことがしばしばありますが，腸上皮化生ほどびまん性でないため茶色のことが多いです．この現象の詳細については「**第4章-3 NBIを有意義に用いる方法**」を参照ください．

　Green epitheliumが観察される機序や詳しい見分け方は第4章-3に譲りますが，この所見は拾い上げに非常に有用ですので，「**第4章-1a 色調変化**」や「**第4章-1b 近接観察模様**」で呈示した症例などをもとに，拾い上げにどのように活用するかを先に押さえておきましょう．

1 発赤調病変

症例① 除菌後スクリーニング，60歳台男性（第4章-1-a．症例② と同一症例）

　体中部から体上部に発赤病変が観察されます（図1Ⓐ）．地図状発赤も含まれているようですが，体中部小彎の発赤は黄色調も混じっているようで地図状発赤とは少し異なる印象です．もしこれが地図状発赤ならば腸上皮化生を意味し，NBIで緑色に見えるはずです．

　口側後壁側をNBI拡大観察すると茶色であり，腸上皮化生ではないことが色調からわかります（図1Ⓒ）．さらに内部は不整な模様が観察され，癌と認識できます（図1Ⓒ➡）．癌と確信し範囲診断を開始しました．前壁側の境界をみると（図1Ⓓ➡），癌は茶色ですが周囲は緑色です．White zoneと血管模様からも癌の範囲はわかりますが，同様の領域が緑色に囲まれた茶色の領域として鮮明に視認されます．さらに肛門側をみると（図1Ⓔ➡），同様にwhite zoneと血管模様で癌の領域はわかりますが，緑色の背景に囲まれた茶色の領域として癌が鮮明に視認されます．

　以上より，この癌病変は緑色の周囲粘膜に囲まれた茶色の領域で視認されることがわかりますので，それを意識すると図1Ⓕ（➡：癌）のような写真が撮れます．第三者から見ても癌の領域が非常にわかりやすいですね．その診断学を文献1として報告しています．**拡大機能がついていない経鼻内視鏡でも応用できる**所見です．それを他の症例で確認しましょう．

症例② 除菌後，胃体下部大彎

　除菌後症例の胃体下部大彎です．発赤調と白色調が混じり合っています（図2Ⓐ）ので，腸上皮化生と胃型上皮が混在しているのだろうと推察します．軽く陥凹した発赤を認めますが（図2Ⓐ➡），除菌後症例の発赤病変なので地図状発赤と考えます．すなわち腸上皮化生

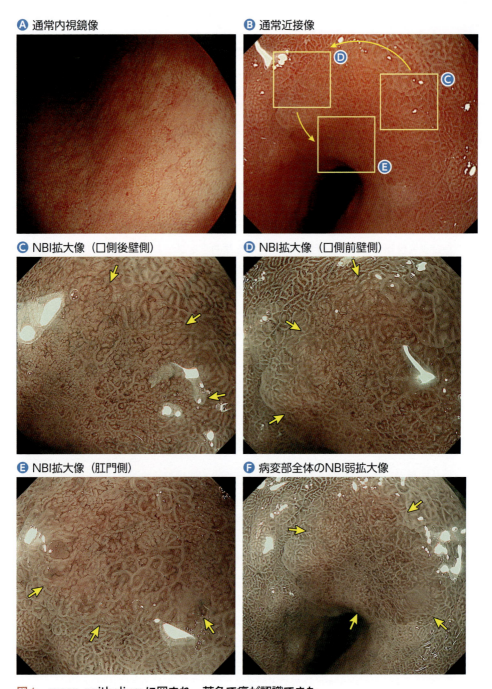

図1 green epitheliumに囲まれ，茶色で癌が認識できた

を意味します．NBIに切り替えると緑色の上皮（green epithelium）と茶色の上皮が混在しており，腸上皮化生と胃型上皮の混在した領域であることが確認できます（図2⒝）．腸上皮化生と考え緑色に観察されると推察していた図2⒜の発赤病変は茶色に観察され（図2⒝➡），このことから癌を強く疑うことができます．図2⒝➡の領域をNBI弱拡大で観察すると，周囲と異なるwhite zoneが観察されます（図2⒞➡）．癌への確信が強まります．さらに拡大率をアップすると不整なwhite zoneと不整な血管が確認でき（図2⒟➡），癌と診断します．

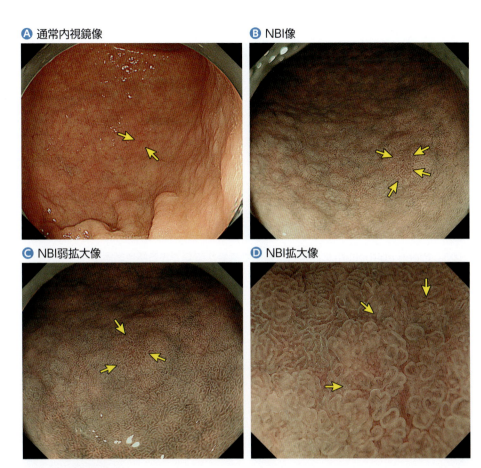

図2 発赤調の病変

生検では tub1 癌の診断となりました．

2 褪色調病変

症例③ ESD後の年一回の定期検査，60歳台男性（第4章-1a．症例④ と同一症例）

体下部前壁に褪色病変を認めます（図3Ⓐ➡）．しかし周囲にも褪色病変が散在しており，胃炎の変化かな，とも考えちゃいますね．ここでNBIに切り替えますと，関心領域は緑色に囲まれた茶色で観察されます（図3Ⓑ➡）．この所見で茶色の部分を癌と決めつけることはできませんが，強く癌を疑うことはできます．これが green epithelium を用いた NBI での拾い上げ診断です．

症例④ 除菌後スクリーニング，70歳台男性

体下部大彎に発赤調と褪色調の粘膜が混じり合っています（図4Ⓐ）．NBIに切り替えると茶色と緑色で観察されます（図4Ⓑ）．緑色は腸上皮化生，茶色は胃型上皮と考えられますが，癌の可能性もあるかもしれません．図4Ⓐ➡に少し黄色調が混じったような領域があり

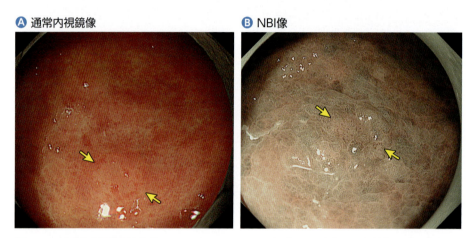

図3 green epitheliumに囲まれた茶色で病変が確認できる褪色調病変

図4 さまざまな色調がまざっていてもgreen epitheliumで囲まれた茶色で癌を疑うことができる病変

ますが，NBIでの画像（図4Ⓑ⇒）と合わせることでより癌への疑いを強めることができます．

3 近接観察模様

症例⑤ 除菌後スクリーニング，70歳台女性（第4章-1b. 症例 と同一症例）

　第4章-1bで述べたように，胃炎としては少々奇異な近接観察像です（図5Ⓐ）．NBIの拡大観察で癌と診断しましたが，弱拡大観察ではwhite zoneから成る模様が一見胃炎に見えます（図5Ⓑ⇒：癌）．しかしgreen epitheliumに囲まれた茶色の領域で癌にはよく見られる像です．注意深く観察すると茶色の粘膜模様は隣同士の模様がまったく異なり，方向性も不同です．Green epitheliumに囲まれた茶色の領域という像のおかげで癌の否定を思いとどまらせてくれます．では，同じように見える❋の箇所はどうなんでしょう．癌が散在的に存在

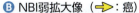
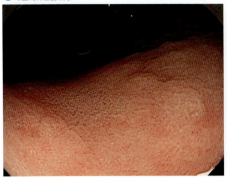
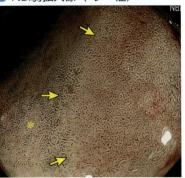

図5 胃炎様であるがgreen epitheliumで囲まれた茶色の領域で癌が視認できた症例

しているのでしょうか．いえいえ，これは胃型上皮です．慢性胃炎，特に胃癌の周囲では，**胃型上皮と腸上皮化生が混在している**ことはよくあります．このようにgreen epitheliumを知ることで胃内視鏡観察をさらに深めることができます．これからは上皮の種類も考えてNBI内視鏡観察してみてください．

4 green epitheliumが背景に現れない症例

しかし，**癌は常にgreen epiteliumに囲まれた茶色，というわけではありません**．周囲粘膜が胃型上皮，特に胃底腺粘膜だとNBIでは茶色に観察されます．この場合，癌も背景も茶色で，色に頼れません．

症例⑥ 除菌後・ESD後の定期検査，70歳台男性（第4章-1a. 症例⑤ と同一症例）

その典型例をお示しします．体中部小彎の右には以前のESD瘢痕が観察されます（図6Ⓐ①⇨）．その左下に軽度の褪色領域が観察されます（図6Ⓐ②⇨）．NBI拡大すると周囲の胃炎粘膜とは異なるwhite zoneが観察されて，胃癌の領域が視認できます（図6Ⓒ⇨：癌）．しかし背景も癌も茶色です．図6Ⓑの口側，すなわち図6ⒷのⒹ赤□枠をNBI拡大観察してみますと，背景は胃底腺粘膜で円形ピットで色は茶色です（図6Ⓓ⇨の上方：周囲粘膜）．しかし癌部にも円形ピットが存在し色は茶色です．範囲診断はちょっと難しいですよね（図6Ⓓ⇨：癌）．もし背景がgreen epitheliumならばもっと範囲診断は容易なはずです．

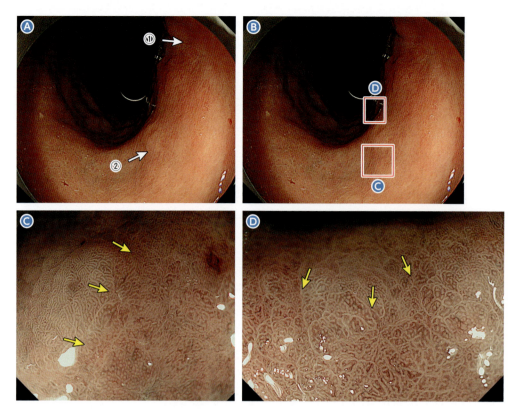

図6 green epithelium が背景に現れない症例
文献2より引用

 ポコ博士のミニレクチャー

食道では brownish area と呼ぶけれど…

　食道では brownish area という言葉が NBI 登場後まもなく使われるようになったよ．癌が茶色に見えるということで，それを brownish area としたんだね．でも胃にはその言葉は使われなかった．正常な食道は緑色に見える一方，ピロリ菌未感染の正常な胃，特に胃底腺粘膜は茶色に見えるから，食道と胃では基本となる色が違うんだ．胃では胃底腺粘膜は茶色で，腸上皮化生が緑色というのが大事なんだ．異常な緑色に囲まれた茶色の癌が目立つという認識を理解してね．

　だから胃では癌を安易に brownish area というのはカズ先生は好きじゃないみたいだニャ！

■ 文献

1) Yagi K, et al：Green epithelium revealed by narrow-band imaging（NBI）：a feature for practical assessment of extent of gastric cancer after *H. pylori* eradication. Endosc Int Open, 6：E1289-E1295, 2018（PMID：30410947）
2)「*H. pylori* 除菌後発見胃癌の内視鏡診断」（八木一芳，味岡洋一/著），医学書院，2016

第4章 胃癌の診断〜分化型胃癌を中心に〜

2 色素撒布の効用と弱点

1 色素撒布と拡大観察の比較

　胃のなかに陥凹病変を見つけた場合は癌を疑いますが，びらんなど癌でない病変であることも多くあります．そのときに有用なのが色素撒布です．

　色素を陥凹病変に撒布すると，陥凹や溝に色素が溜まり，病変が強調されます．その溜まり方の状態，すなわち境界が鮮明かどうか，陥凹の性状などで癌か否かを判別できます（コントラスト法）．陥凹病変が癌の場合は，**鮮明な陥凹の境界が強調されます**（図1Ⓐ）．一方非癌，例えばびらんによる陥凹の場合は，**陥凹部と周囲の粘膜に鮮明な境界が現れません**（図1Ⓑ）．

　なお，癌か否かを判別する方法として拡大観察もありますが，こちらは拡大して腺管の構造や血管像を観察することで癌と診断したり（図2Ⓐ），非癌と判断したり（図2Ⓑ）します．

　拡大内視鏡がないシチュエーションもあると思いますので，具体的な症例をみながら，通常内視鏡像と色素撒布像の写真で癌かどうかをしっかり判断できるようになってもらえればと思います．

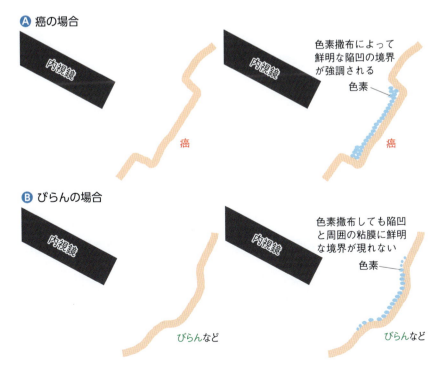

図1　色素撒布による癌か否かの判別

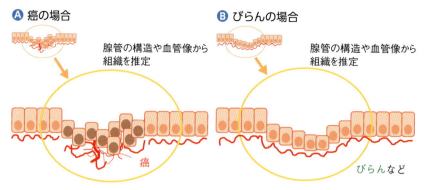

図2　拡大内視鏡による癌か否かの判別

2 色素撒布が有効な病変

色素内視鏡が有用な癌病変を見てみましょう．

症例① ピロリ菌陽性・活動性胃炎，40歳台男性

　前庭部小彎に発赤があり癌を疑います（図3Ⓐ□）．拡大内視鏡を使用している場合，インジゴカルミン撒布する前にNBI拡大観察することが多いと思いますが，本症例では図3Ⓑの像が観察されました．図3Ⓑ➡は境界をもった病変に見えますが，内部のwhite zoneは口径不同や形状不均一もない血管に囲まれ活動性炎症を伴った慢性胃炎によくみられる像であるため，癌は否定的です．
　次にインジゴカルミンを撒布してみましょう．発赤の部分は顆粒状隆起を示しますが周囲粘膜に徐々に移行していく像が観察され，境界は不鮮明です（図3Ⓒ）．腫瘍としての領域がなく，この像からも癌は否定的です．生検でも活動性胃炎の所見でした．

症例② ピロリ菌陽性・活動性胃炎，50歳台女性

　胃角体側大彎に発赤を認めます（図4Ⓐ□）．拡大内視鏡でのスクリーニングなのでただちにNBI拡大観察したところ，肛門側は背景のwhite zone模様が消失し，不整な血管を伴った部分が観察されます（図4Ⓑ➡）．口側は一見胃炎様ですが，周囲粘膜とは異なるwhite zone模様が領域をもって観察されました（図4Ⓒ➡）．拡大像から胃癌を強く疑います．インジゴカルミンを撒布すると，周囲粘膜はほぼ均一の胃小区模様が配列していますが，病変部のインジゴカルミンの貯留部は不規則でまったく異なります（図4Ⓓ➡）．この所見は強く癌を考える像です．生検でtub2癌の診断でした．

症例③ ピロリ菌感染不明（内視鏡像からおそらく活動性胃炎），60歳台男性

　膵嚢胞性腫瘍の手術予定でスクリーニング内視鏡を施行したところ，体上部に接触性出血を認めました（図5Ⓐ）．この時点では癌を考えていませんでしたが，念のためにNBI拡大観察を行ったところ，背景のwhite zone模様が消失し，不整な血管を伴った部分が観察され，未分化型胃癌を疑いました（図5Ⓑ➡）．インジゴカルミン撒布を行うと，周囲粘膜とは鮮明な境界をもつ病変が観察され，さらにその内部は背景とは粘膜模様が異なっています（図

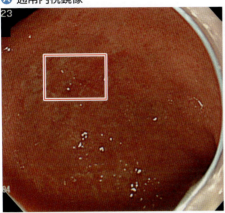

Ⓐ 通常内視鏡像

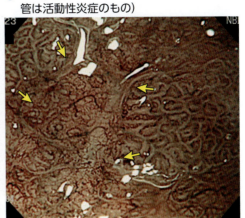

Ⓑ Aの赤□枠のNBI拡大像（white zoneや血管は活動性炎症のもの）

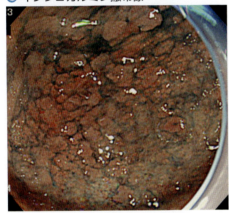

Ⓒ インジゴカルミン撒布像

図3　前庭部小彎の炎症性変化

5Ⓒ➡）．色素内視鏡的にも明らかな癌と診断できます．生検でpor＋sig癌の診断でした．

3　色素撒布が一部有用でない症例

症例④　ピロリ菌陽性・活動性胃炎，50歳台女性

　色素内視鏡は質的診断に有用でも，**範囲診断では特に未分化型胃癌においては慎重になるべき**です．体下部大彎の未分化型胃癌0-IIc病変（図6Ⓐ）を例に見ていきましょう．
　インジゴカルミン撒布で陥凹面が明らかになります（図6Ⓑ）．癌の範囲を検討する意味で周囲4点生検を行いました．内視鏡的に非癌と診断した部位からの生検です．すると図6Ⓒのように黒色矢印の1，2，3は非癌でしたが，黄色矢印の4は癌の診断でした．4は白色光写真では図6Ⓓです（図6Ⓓ1，2，3は非癌，4は癌）．NBIでは図6Ⓔです（図6Ⓔ4は癌が出た部位）．生検4の生検組織は図6Ⓕと図6Ⓖです．図6Ⓕの組織像より非癌の表層上皮は腺窩も含めて残っているのがわかります（図6Ⓕ）．図6Ⓕ□の拡大像が図6Ⓖです．図6Ⓖ➡が印環細胞癌や低分化型腺癌の癌細胞です（図6Ⓖ➡：癌）．
　このように**腺窩も伴い非癌上皮が腺窩上皮の構造を残した状態では**，インジゴカルミン撒

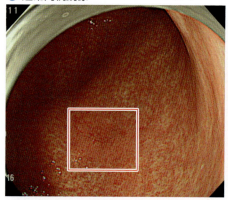

Ⓐ 通常内視鏡像

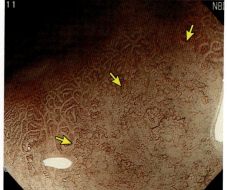

Ⓑ NBI拡大像（Aの赤□枠の肛門側）

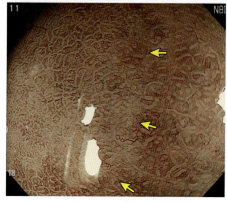

Ⓒ NBI拡大像（Aの赤□枠の口側）

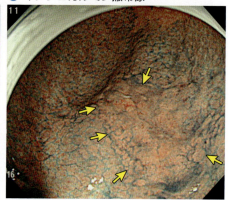

Ⓓ インジゴカルミン撒布像

図4　胃体下部大彎の中分化管状腺癌

布では慢性胃炎の像を示します．NBI拡大観察でも診断は困難です．

4　色素撒布が有用でない病変

　　分化型胃癌であっても胃炎様の模様を有する場合，インジゴカルミン撒布ではその胃炎様の模様を形成する溝にインジゴカルミンが貯留するため周囲の胃炎と区別がつかなくなり，病変の認識が不可能になることが稀でありません．

症例⑤　ピロリ菌感染不明，60歳台男性

　　胃検診のバリウム検査で潰瘍瘢痕を指摘され精査で受診し，内視鏡観察でも潰瘍瘢痕と診断しました（図7Ⓐ→）．それとは別に発赤所見が指摘され（図7Ⓐ→），NBI弱拡大観察で胃炎所見と診断しました（図7Ⓑ→）．しかしその大彎側に偶然拡大観察を動かすと，高分化管状腺癌（tub1）と診断できる所見（形状不均一で一部は密度も高いwhite zone模様）が観察されました（図7Ⓒ→）．ただちにNBI強拡大観察を行い，tub1癌の所見であることを確認しました（図7Ⓓ→）．通常観察に戻すと，その病変は褪色調であり，通常内視鏡的にも癌と診断できることがわかりました（図7Ⓔ→）．NBI拡大観察を再度施行すると鮮明に癌であることが認識されます（図7Ⓕ）．

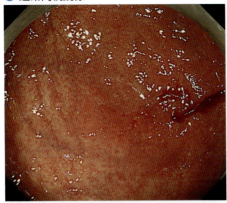
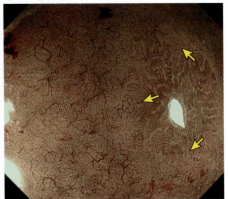
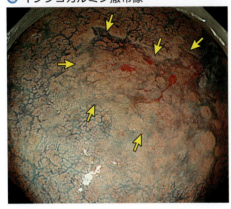

Ⓐ 通常内視鏡像　　Ⓑ NBI拡大像　　Ⓒ インジゴカルミン撒布像

図5　体上部大彎の未分化型胃癌

　このNBI像よりインジゴカルミンでは胃炎様の模様が出現し，癌の認識は困難になると推測し，実際に試行して確認することとしました（図8Ⓐ）．インジゴカルミン撒布直前の通常観察では，癌病変は褪色領域として認識できます（図8Ⓑ）が，図8Ⓐのインジゴカルミン撒布では癌は指摘できないといってよいでしょう．このように表層の**粘膜模様によってはインジゴカルミンではむしろ病変を隠してしまう**こともあることを知っておいてください．

Point

色素撒布を行うことで，癌病変が陥凹を有し，その内部の粘膜模様が背景とは異なる場合，陥凹の境界と内部に色素が溜り，癌か否かの判断がしやすくなります！
ただし，癌病変が胃炎類似の模様，特に背景の粘膜模様と類似の場合はむしろ病変が不鮮明になることもあります．要注意です．

Ⓐ 通常内視鏡像　　　　　　　　　Ⓑ インジゴカルミン撒布像

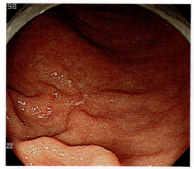
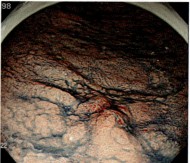

Ⓒ Bの周囲生検部位　　　　　　　Ⓓ 通常内視鏡像の周囲生検部位

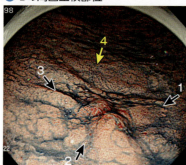
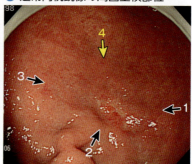

Ⓔ NBI拡大像

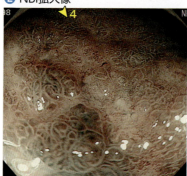

Ⓕ 4の生検組織像　　　　　　　　Ⓖ Fの赤□枠の拡大像（→：癌）

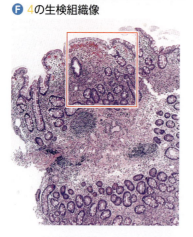

図6　体下部大彎の未分化型胃癌

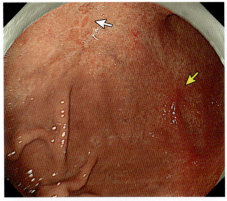

Ⓐ 通常内視鏡像

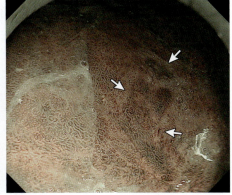

Ⓑ 発赤部位（A⇨）のNBI拡大像

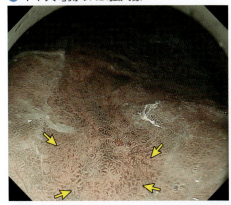

Ⓒ やや大彎側のNBI拡大像

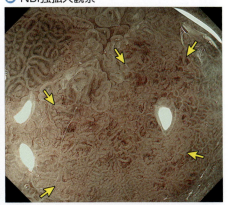

Ⓓ NBI強拡大観察

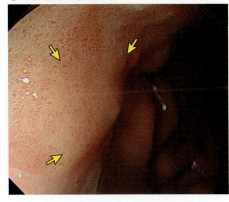

Ⓔ Dの通常近接観察像

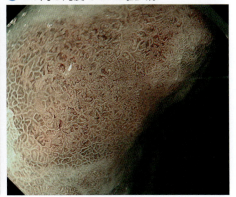

Ⓕ Eの同じ角度でのNBI拡大像

図7 体下部前壁の高分化管状腺癌

A) ⇨：胃バリウム検査で指摘された潰瘍瘢痕，⇨：内視鏡検査で発見された発赤
B) ⇨：Aの⇨の発赤のNBI像
C) ⇨：tub1 癌を疑う所見
D, E) ⇨：癌

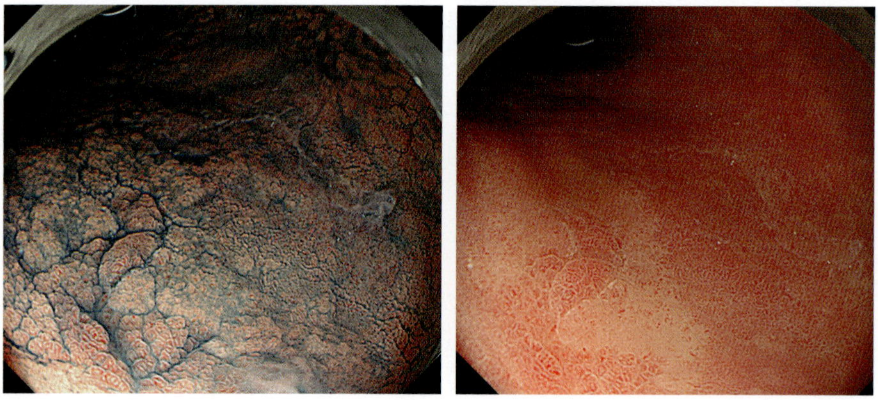

Ⓐ インジゴカルミン撒布後　　　**Ⓑ** インジゴカルミン撒布前

図8　図7EFの反転観察

第4章 胃癌の診断〜分化型胃癌を中心に〜

3 NBIを有意義に用いる方法

はじめに

第4章-1cではNBIで観察される色調の違いから癌の領域を視認できることがしばしばあることを述べました．ここではその現象について，組織像を交えながら，より詳しくみていきます．

1 green epithelium の紹介

慢性胃炎をNBIで観察すると茶色の粘膜と緑色の粘膜に大別できます（図1 ：緑色の上皮，green epithelium）．以前は，完全型腸上皮化生の刷子縁がNBI内視鏡ではlight blue crest[1]として観察され，その影響が緑色に関係していると考えていました．また胃癌，特に除菌後胃癌（図2Ⓐ）では緑色の周囲粘膜に囲まれた茶色の領域として観察される（図2ⒷⒸ）ことが多いことも気づいていました．それは癌が完全型腸上皮化生（p84 **ポコ博士のミニレクチャー**参照）に囲まれているためと考えていました．しかし免疫染色の検討から癌を囲む緑色の上皮は不完全型腸上皮化生，すなわち刷子縁を伴わない腸上皮化生のことがむしろ多いことがわかりました[2]．

図3Ⓐは図2ⒷⒸのESD組織標本です．癌の隣接粘膜は杯細胞がみられ腸上皮化生であることがわかります．この組織を免疫染色してみると，MUC2が陽性（図3Ⓑ），つまり腸型である一方，MUC5AC陽性（図3Ⓒ）と胃型の性格も示します．さらにCD10陰性（図3Ⓓ）で刷子縁はもっていません．これは「**不完全型腸上皮化生**」と呼ばれます．胃腸型の腸上皮

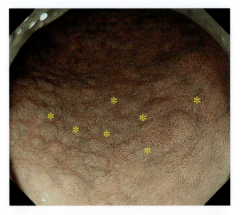

図1　腸上皮化生が存在する胃粘膜（慢性胃炎）

慢性胃炎のNBI像．がgreen epithelium

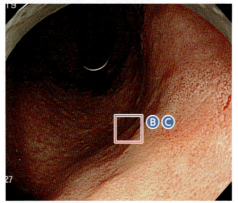

図2 腸上皮化生が存在する胃粘膜（除菌後胃癌）

化生[3]とも呼ばれています．これらの不完全型腸上皮化生はNBIで観察すると緑色に見えることがわかりました．すなわち緑色にCD10は関係していないことがわかったのです．

NBI観察における粘膜の色と免疫染色の関係を表にまとめます．緑色に見えた周囲粘膜は100％がMUC2陽性でした．ここには完全型腸上皮化生も不完全型腸上皮化生も含まれています．一方，茶色に見えた粘膜ではMUC2陽性は25％のみでした．筆者はMUC2陽性が緑色に強く関与していると考えました．

一方，癌部は茶色が多いのです．MUC2陽性の癌は多いですが，腸上皮化生のようなびまん性陽性の癌は少なく，表にまとめた検討のscaleでは+1で陰性と判断される病変が多いです．それで茶色が多いと考えられます[2]．MUC2が+2以上で陽性なものは癌でも緑色に見えて一見腸上皮化生に見えるものもあります[2]．要注意です．これに関しては本稿の**2**-②，③で述べます．

詳細は文献2を参照してください．オープンアクセスのオンラインジャーナルなのでインターネットから無料でPDFをダウンロードできます．

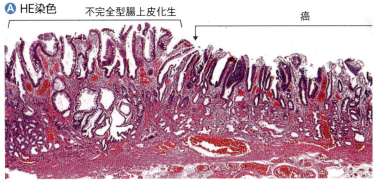

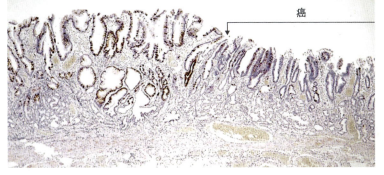

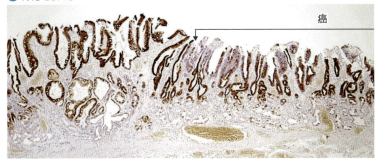

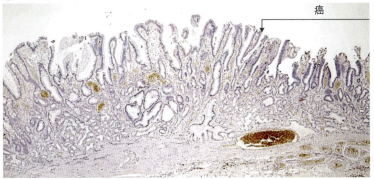

図3 図2BCのESD組織標本
非癌部はMUC2（B）とMUC5AC（C）陽性，CD10（D）陰性

表　色調と免疫染色の関係

Ⓐ周囲粘膜の色調と免疫組織化学の関係

	MUC2	MUC5AC	CD10
茶色の粘膜（n＝24）	6（25％）	22（91.7％）	2（8.3％）
緑色の粘膜（n＝18）	18（100％）	10（55.6％）	10（55.6％）

Ⓑ癌部の色調と免疫組織化学の関係

	MUC2	MUC5AC	CD10
茶色の粘膜（n＝34）	6（17.6％）	12（35.3％）	8（23.5％）
緑色の粘膜（n＝8）	6（75.0％）	0（0％）	3（37.5％）

ESDを施行した胃癌42病変で検討．NBI観察で緑色に見えるか茶色に見えるかを判別し，その部位の免疫染色を確認した．免疫染色はvisual analog scaleで0〜＋3までのいずれかに評価した．Scaleは染色なし：0，観察する腺管の1/3以下の陽性：＋1，観察する腺管の1/3〜2/3が陽性：＋2，観察する腺管の2/3以上が陽性：＋3とした．最終的に0と＋1を陰性，＋2と＋3を陽性とした．
文献2を参考に作成

ポコ博士のミニレクチャー

完全型腸上皮化生と不完全型腸上皮化生

　腸上皮化生は完全型と不完全型に分けられるんだ．完全型腸上皮化生は**腸単独型腸上皮化生**と呼ばれ，不完全型は**胃腸混合型腸上皮化生**とも呼ばれているよ[3]．

完全型腸上皮化生

　完全型腸上皮化生は**小腸の粘膜**を模倣しているんだ．杯細胞と吸収上皮細胞から成っているけど，上皮層の底部にパネート細胞が存在するんだ（図4Ⓐ）．パネート細胞は小腸の陰窩（腺窩，crypt）の最も底に存在し，病原微生物や有害物質に対する生体バリアとして働くとされているよ[4]．完全型腸上皮化生は細胞学的に小腸にきわめて似ているんだ．それじゃあ免疫染色を見てみよう．すべての上皮細胞はCDX2陽性だね（図4Ⓑ）．CDX2は腸型の転写因子陽性で，すべての細胞が胃型から腸型へ変化しているわけだ．MUC2もすべての細胞で陽性だ（図4Ⓒ）．CD10，すなわち刷子縁も陽性で，小腸の吸収細胞のような細胞が出現しているね（図4Ⓓ）．一方，MUC5ACとMUC6の胃型粘液はまったく産生されていないよ（図4ⒺⒻ）．増殖細胞を表わすKi67は上皮層の底に存在するよ（図4Ⓖ）．

不完全型腸上皮化生

　では不完全型腸上皮化生を見てみよう（図5Ⓐ）．パネート細胞は見当たらないね．表層上皮は粘液が豊富な胃型の腺窩上皮類似の細胞が観察されているよ．HE染色でも図4Ⓐの完全型とは違うね．では免疫染色を見ていこう．CDX2は腺底部では陰性だけど，中層から表層は陽性だ（図5Ⓑ）．CDX2陽性細胞はMUC2が陽性になっているよ（図5Ⓒ）．腸型の細胞に変化しているね．でもCD10は陰性だから，小腸型にはなっていないことがわかるね（図5Ⓓ）．腸上皮化生だけどMUC5ACは表層の上皮は陽性だね（図5Ⓔ）．MUC6も腺底部から中層は陽性だね（図5Ⓕ）．つまり幽門腺化生が残存しているような感じ．胃腸混合型腸上皮化生とも呼ばれるゆえんだよ．Ki67陽性の増殖帯はMUC6とMUC5ACの移行部付近に存在するんだ（図5Ⓖ）．本来，腺頸部とされる付近だね．完全型とは全然違うニャ．

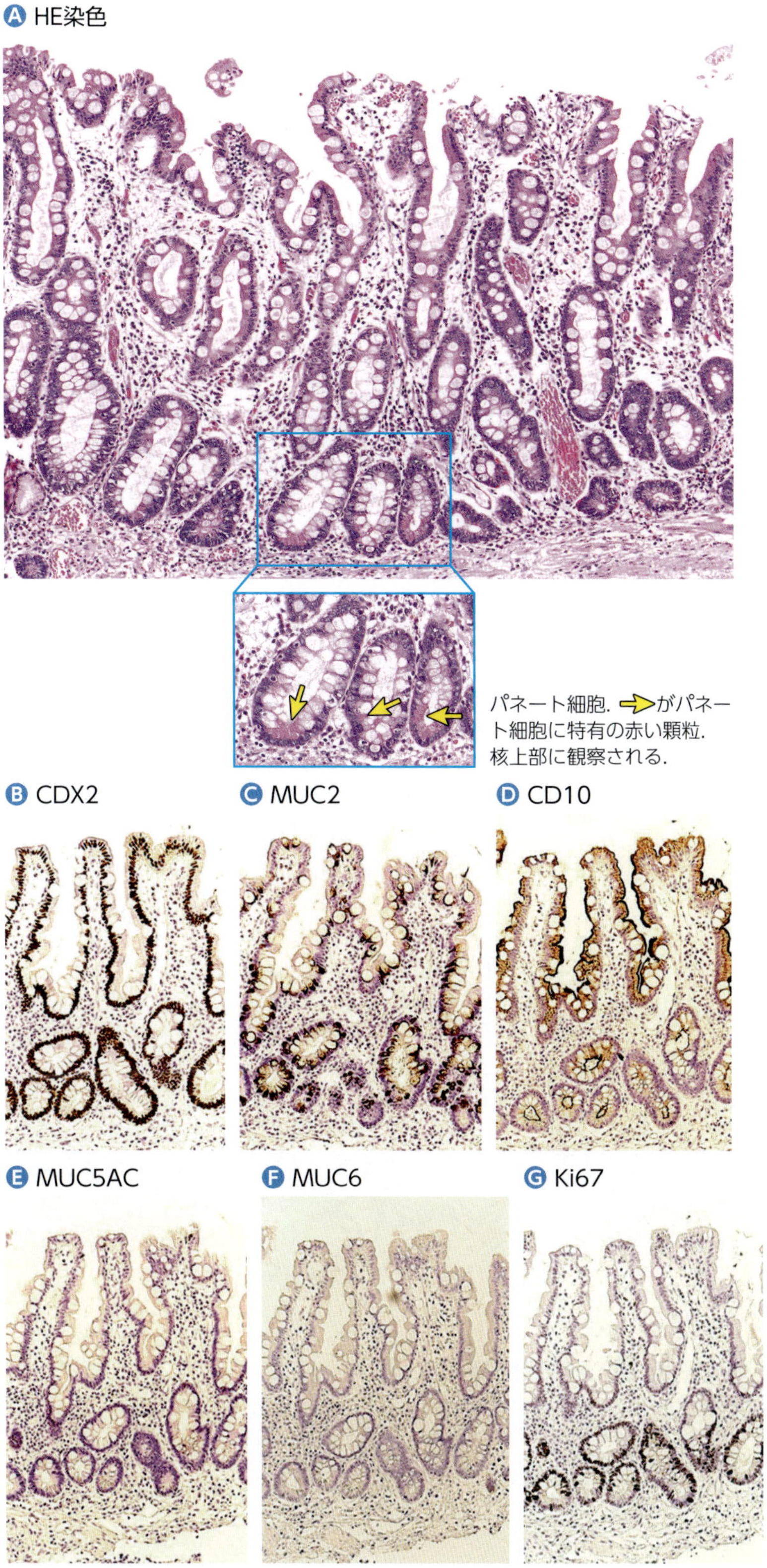

Ⓐ HE染色

パネート細胞. ➡️ がパネート細胞に特有の赤い顆粒. 核上部に観察される.

Ⓑ CDX2　　**Ⓒ MUC2**　　**Ⓓ CD10**

Ⓔ MUC5AC　　**Ⓕ MUC6**　　**Ⓖ Ki67**

図4　**完全型腸上皮化生の組織像**

すべての上皮細胞がCDX2, MUC2, CD10陽性, MUC5ACとMUC6は陰性. Ki67は腺底部の細胞が陽性

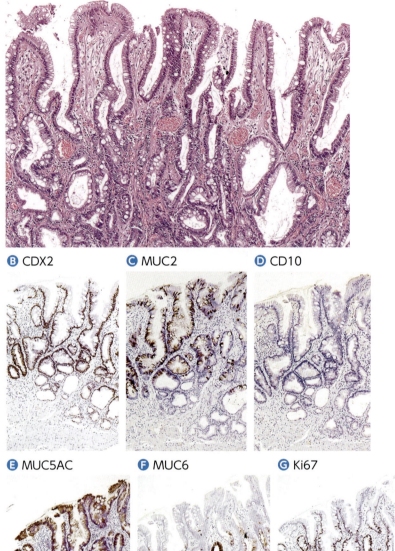

図5　不完全型腸上皮化生の組織像

CDX2は中層から表層に陽性，MUC2も中層から表層に陽性，CD10は陰性．MUC5ACも中層から表層に陽性，MUC6は腺底部から中層で陽性．Ki67はMUC5ACとMUC6の移行部付近の細胞が陽性

2 NBIの色調変化観察で気をつけるべき病変

① green epithelium が観察されず，NBIの色調変化が有効でない病変

　NBIで周囲粘膜が緑色で観察され，癌が茶色で観察される場合，その色調変化が質的診断と範囲診断に参考所見として非常に役に立ちます（具体的な症例は**第4章-1c NBIでの色調変化**参照）．

　しかしそれは周囲粘膜が腸上皮化生の場合に限られます．周囲粘膜が胃型上皮の場合は周囲粘膜も癌と同様，茶色に観察され，NBIでの色調変化が参考になりません．

■ 症例① ピロリ菌未感染，40歳台男性

　前医が前庭部前壁の隆起を生検したら高分化管状腺癌の診断となり紹介された症例です．胃角から体部に規則的な集合細静脈の配列が観察され（図6Ⓐ Ⓑ），RAC陽性のピロリ菌未感染胃と内視鏡的に診断されました．*H.pylori*抗IgG抗体も陰性，尿素呼気試験も陰性で臨床検査的にも未感染を支持するデータでした．

　前庭部前壁に生検で癌と診断された隆起病変が観察されました（図6Ⓒ）．NBI弱拡大観察では隆起は背景と同様の茶色で観察され色調変化は指摘できません（図6Ⓓ）．強拡大観察でも癌を指摘できる所見はなく，生検で癌が検出されたという部位は周囲と同様の色調です（図6Ⓔ）．前医の生検で癌が確認されたということでESDを施行すると，ESD組織標本で隆起部に癌を確認できました（図7Ⓐ Ⓑ）．周囲は胃型の腺窩上皮が観察されます．免疫染色では癌はMUC6陽性（図7Ⓒ▷：癌），周囲粘膜はMUC5AC陽性で癌も一部はMUC5AC陽性です（図7Ⓓ▷：癌）．MUC2は癌部も周囲粘膜も陰性です（図7Ⓔ）．このように**周囲粘膜がMUC2陰性で胃型上皮の場合，NBIでは茶色に見えます**．この症例はピロリ菌未感染なので腸上皮化生は存在しないことは推測できますが，このように胃型上皮は茶色に見えることを知識としてもっておくべきです．

■ 症例② 除菌後，70歳台男性

　次は除菌後の症例です．体中部小彎に褪色調の粘膜が観察され，胃癌の存在が疑われます（図8Ⓐ）．図8Ⓐ□をNBI拡大で観察してみると，white zoneの不整から癌の存在が指摘されます（図8Ⓑ⇒）．図8Ⓑ⇒の下方に見える粘膜は円形の開口部を有しており，胃底腺粘膜であることが示唆されます．よって⇒の癌部とほぼ同様の茶色の色調です．次に図8Ⓐ□のNBI拡大像を見てみます．こちらもwhite zoneの不整から癌の存在が指摘できます（図8Ⓒ⇒）．図8Ⓒ⇒の上方の粘膜も円形開口部を有しており，胃底腺粘膜と診断できます．⇒の癌部と同様の茶色です．このように周囲粘膜は胃型上皮のため**green epitheliumは観察されず，色調変化が参考になりません．white zoneから癌の質的診断と範囲診断が必要**です．色調変化の助けがなく，ちょっと拡大診断のハードル上がりますよね．

　ではESD組織標本を確認してみます（図9Ⓐ）．癌部を拡大したものが図9Ⓑ，周囲粘膜を拡大したものが図9Ⓒで，周囲粘膜は胃底腺粘膜です．癌も周囲粘膜もMUC5AC陽性（図9Ⓓ），MUC2陰性（図9Ⓔ）です．そのため癌部も周囲粘膜も茶色で観察されます．症例①と同じように周囲粘膜が胃型上皮だと茶色に観察され，green epitheliumが観察されません．

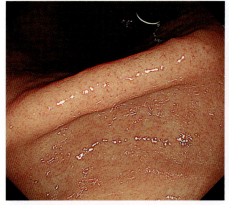 Ⓐ 胃角の内視鏡像

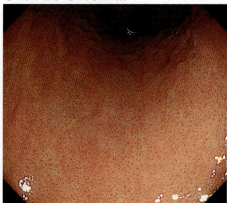 Ⓑ 胃体部小彎の内視鏡像

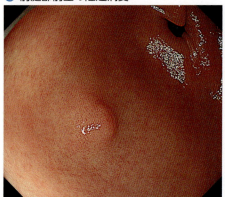 Ⓒ 前庭部前壁の隆起病変

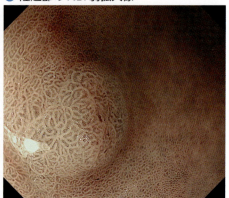 Ⓓ 隆起部の NBI 弱拡大像

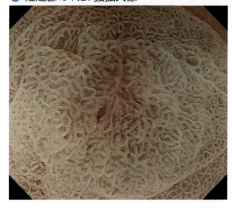 Ⓔ 隆起部の NBI 強拡大像

図6 ピロリ菌未感染胃から発生した胃癌の内視鏡像

> **Point**
> 胃型の上皮は green epithelium は観察されません．よって green epithelium を用いた診断法は使用できません．

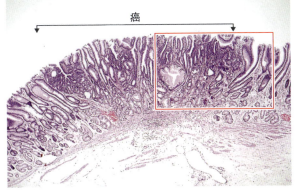
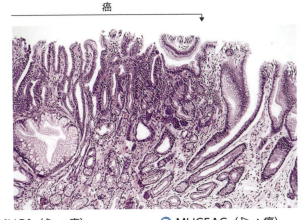
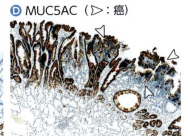
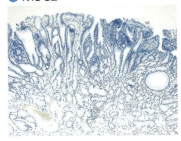

図7 症例1　隆起部のESD組織標本

癌部はMUC6およびMUC5ACの両者が陽性．周囲の腺窩上皮はMUC5AC陽性．MUC2は非癌部も癌部も陰性

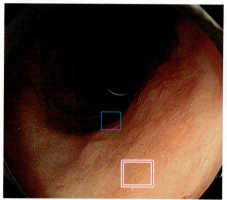
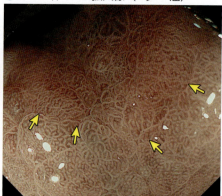
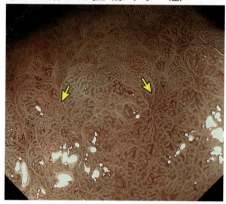

図8 体中部小彎の除菌後胃癌の内視鏡像

②緑色に見え，腸上皮化生との鑑別が困難な癌

　MUC2陽性の癌細胞がびまん性に存在すると癌も緑色に見えることが多いことは表Bの通りです．6例は表の検討で用いたvisual scaleでMUC2が+2か+3の癌でした．これらの癌は一見腸上皮化生に見えてしまう傾向があり，注意が必要です．2例紹介します．

■ 症例③ 除菌後，70歳台男性

　除菌後症例です．体上部小彎に発赤病変を認めます（図10A➡）．一見地図状発赤，すなわち腸上皮化生に見えます．図10A➡をNBI拡大観察すると緑色の粘膜として観察され（図10B➡），腸上皮化生と判断してしまうかもしれません．しかし**円形開口部からなる構造と顆粒状の構造が混在**しており，除菌後胃癌でよく観察される像です．一方，背景は茶色ですね．胃型の上皮と推察できます．生検でtub1癌でした．

　ESD組織標本を確認してみます（図11A）．癌部を拡大したものが図11B，周囲粘膜を拡大したものが図11Cで，周囲粘膜は胃底腺粘膜です．免疫染色では癌部の腺管は2/3以上がMUC2陽性，MUC5ACとCD10は陰性です（図12左）．周囲粘膜はMUC5AC陽性でMUC2とCD10は陰性です（図12右）．このようにMUC2びまん性陽性の癌は緑色に観察されることがあるので注意が必要です．

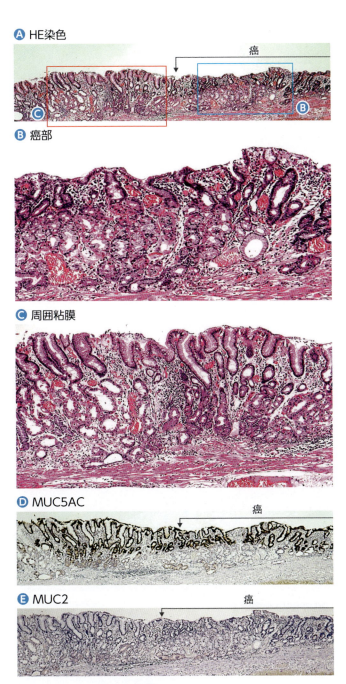

図9 図8CのESD組織標本
D) MUC5ACは非癌上皮も癌上皮も陽性
E) MUC2は非癌上皮も癌上皮も陰性

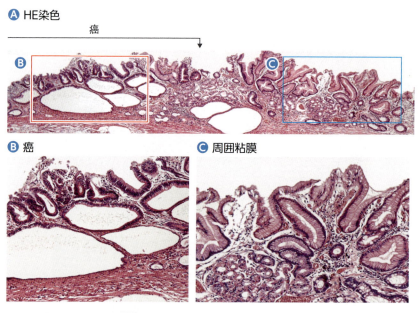

図10 体上部小彎の除菌後胃癌

図11 図9BのESD組織標本

■ 症例④ 除菌後,60歳台男性

　除菌後症例です．体上部後壁大彎側に潰瘍瘢痕を認めます（図13Ⓐ➡）．胃底腺粘膜と萎縮粘膜の境界であり，消化性潰瘍の好発部位であり，胃潰瘍瘢痕と判断し，萎縮側の発赤は腸上皮化生で矛盾しないと考える像です．瘢痕部を近接観察すると発赤は粘膜模様が密で癌の可能性もあるかな，という像ですが，強く癌を示唆することはできません（図13Ⓑ）．NBI観察では中心部は茶色ですが，全体は緑色に見え，一見，腸上皮化生としてしまいそうな所見です（図13Ⓒ）．NBI弱拡大観察では中心部の茶色の部分は**球状・顆粒状の変化**で癌を疑う像です（図13Ⓓ）．フルズーム観察では**薄いwhite zoneに囲まれた大小不同の球状，卵状の模様**で，この像から癌を強く疑います（図13Ⓔ）．生検でtub2の診断となり，潰瘍瘢痕合併のため外科的手術となりました．

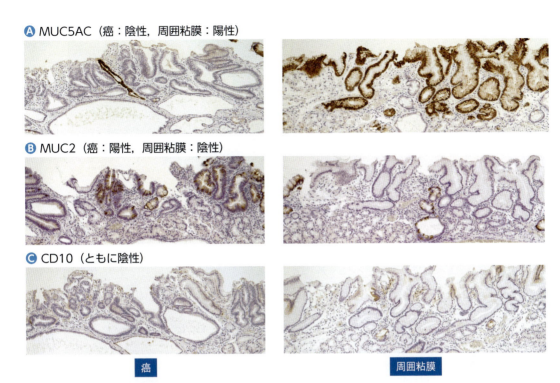

Ⓐ MUC5AC（癌：陰性，周囲粘膜：陽性）

Ⓑ MUC2（癌：陽性，周囲粘膜：陰性）

Ⓒ CD10（ともに陰性）

癌　　　　　　　　　　　　周囲粘膜

図12　図11BCの免疫染色

　図14Ⓐは周囲粘膜と癌部の組織像です．癌部を拡大したものが図14Ⓑ，周囲粘膜を拡大したものが図14Ⓒで，非癌の腸上皮化生です．免疫染色では癌部は2/3以上がMUC2陽性，MUC5ACとCD10は陰性です（図15）．周囲粘膜はMUC5ACと，MUC2は陽性ですが，詳細に観察すると癌に近接した部位はMUC2陰性の胃型上皮が主体，癌から離れた部位はMUC5ACとMUC2の両者が陽性の不完全型腸上皮化生です（図15）．CD10は癌も周囲粘膜も陰性です．一見，内視鏡像で腸上皮化生に見えても癌らしいところがないか，注意して観察することが必要です．HE染色を見ると悪性度は高そうで，ひやりとする病変です．

③周囲も癌部も緑色で範囲診断が困難な癌

　MUC2びまん性陽性の癌が腸上皮化生に囲まれていると癌も一見腸上皮化生のように見えるうえ，周囲粘膜と癌の境界が不鮮明になり，範囲診断が困難になります．そのような症例を呈示します．

■ 症例⑤ 除菌後，50歳台男性

　除菌後症例です．体中部小彎に発赤を認めます（図16Ⓐ⇒）．癌か地図状発赤，すなわち腸上皮化生かはこの像からの判断は困難です．近接観察では中心に陥凹があり，癌を疑います（図16Ⓑ）．NBI観察ではwhite zoneが均一な部分があり，これは胃炎粘膜と考え，中心に向かってスコープを滑らすように観察していくと，模様が変化する部分が観察されます（図16Ⓒ⇒）．white zone模様が不揃いであり，ここを癌の境界と診断しますが，癌部も周囲と同様に緑色でwhite zone模様も明らかな癌らしさに乏しく，範囲診断としては難しいです．他の部位も周囲粘膜と異なるwhite zone模様に移行する部位を癌と診断しますが，悩ましい

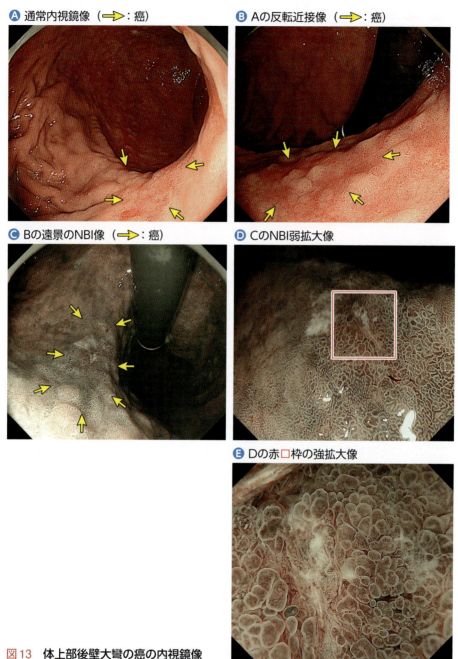

図13 体上部後壁大彎の癌の内視鏡像

像です（図16 D E →）．均一なwhite zone模様を有する部分を胃炎と判断し，不揃いなwhite zoneを癌と判断していきました．ESD組織標本の検討から図16 C～Eの範囲診断は正診でした．

癌と周囲粘膜の組織像を呈示します（図17 A）．

周囲粘膜を拡大したものが図17 Bで，腸上皮化生であり，癌部の拡大が図17 Cです．免疫染色では，周囲粘膜はMUC2陽性，MUC5AC陽性，CD10陰性の不完全型腸上皮化生です（図18左）．癌もMUC2陽性，MUC5AC陽性，CD10陰性で形質は同じです（図18右）．組

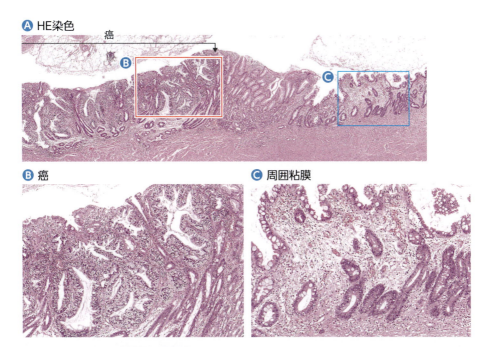

図14 図13Cの手術標本組織像

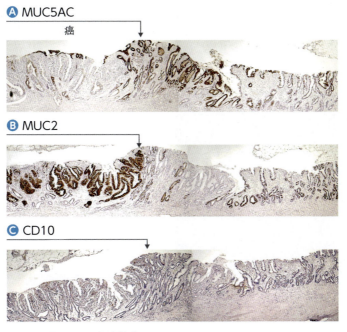

図15 図14Aの免疫染色

織構造的にも類似しているようです．それがNBI拡大内視鏡診断を難しくしていると考えられます．

　この稿で見てきた症例のようなパターンに気をつけながらも，NBIの色調から形質を推測する診断体系も今後は求められていくと考えています．

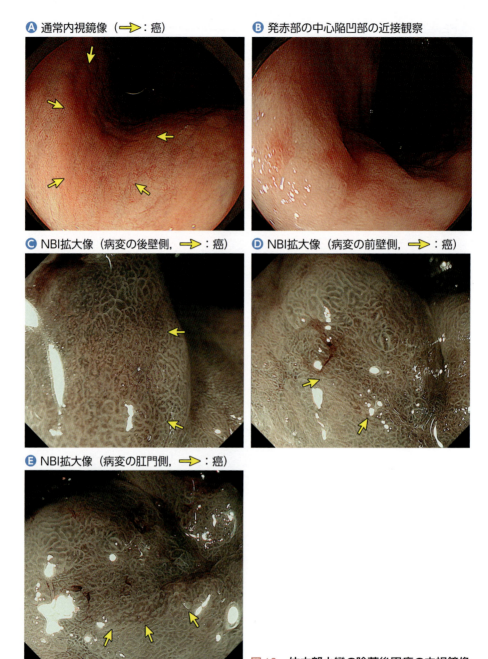

図16 体中部小彎の除菌後胃癌の内視鏡像

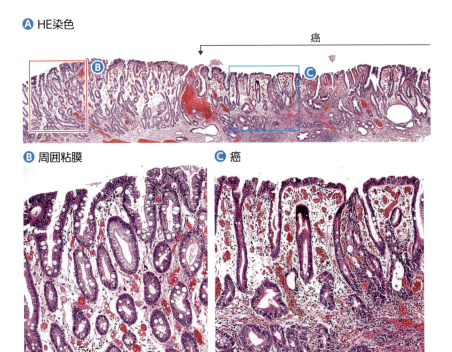

図17 図16AのESD組織標本

完全型と不完全型の違いはポコ博士の説明でよくわかったけれど発生はどう違うか知ってる？

第2章で示した腸上皮化生の発生は不完全型の発生のモデルなんだよね．完全型は発生の時点で異なると想像しているけれど，まだわからないんだよ．

まだまだ知らないことが多いね．化生は大切な生命現象だからこれからも研究しなきゃいけないニャン．

■ 文献

1) Uedo N, et al：A new method of diagnosing gastric intestinal metaplasia：narrow-band imaging with magnifying endoscopy. Endoscopy, 38：819-824, 2006（PMID：17001572）
2) Yagi K, et al：Green epithelium revealed by narrow-band imaging（NBI）：a feature for practical assessment of extent of gastric cancer after *H. pylori* eradication. Endosc Int Open, 6：E1289-E1295, 2018（PMID：30410947）
3) 「基礎から学ぶ 胃癌の病理」（塚本哲哉/著），日本メディカルセンター，2015
4) Kamioka M, et al：Intestinal commensal microbiota and cytokines regulate Fut2（+）Paneth cells for gut defense. Proc Natl Acad Sci U S A, 119：e2115230119, 2022（PMID：35027453）

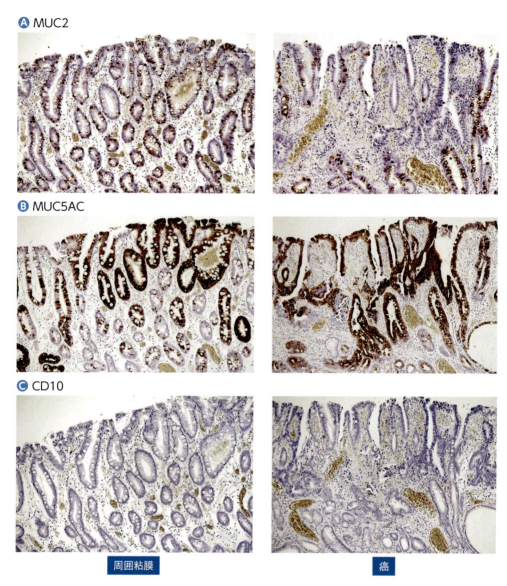

図18 図17BCの免疫染色

第4章 胃癌の診断〜分化型胃癌を中心に〜

4 NBI拡大内視鏡診断のコツ
ⓐ 胃底腺粘膜が背景の症例

はじめに

　ピロリ菌未感染の方々が増えており，以前は経験がないような，胃底腺粘膜に出現する癌を見るようになりました．また除菌治療が普及し，慢性胃炎の進行が食い止められ，胃底腺がかなり残った状態の方々も増加しています．除菌により炎症が改善すると，未感染胃に類似の胃癌の発生もあるようです．

　胃底腺粘膜から発生する胃癌として，**未分化型胃癌**，**胃底腺型胃癌**，**腺窩上皮型胃癌**がありますが，それらの特徴と拡大像の読み方のコツをここで示します．

1 未分化型胃癌

　まずピロリ菌未感染胃から発生する**印環細胞癌**を示します．拡大内視鏡像の説明をする前に通常内視鏡像を呈示します（図1➡：褪色調の部分が印環細胞癌）．前庭部の症例もありますが，ピロリ菌未感染胃は前庭部も幽門輪近傍以外は胃底腺粘膜であることは**第1章**で述べました．印環細胞癌は**胃底腺粘膜の中に鮮明な褪色で観察される**のが特徴です．

　これらの癌の組織学的特徴は図2です．PAS染色のため，腺窩上皮は赤紫色で観察されますが，同様の赤紫色で腺管を形成せず，1つ1つの細胞が独立して腺頸部に存在している細胞が印環細胞癌です（図2➡）．胃底腺粘膜では腺頸部が増殖帯に一致しますが，ピロリ菌未感染胃に出現する印環細胞癌はこの**増殖帯に限局して存在**します（図2）．この組織像は**ピロリ菌未感染胃の印環細胞癌に特徴的**です．

　図3は印環細胞癌の胃底腺粘膜の分布のシェーマです．ピロリ菌感染胃では表層から増殖帯（図3Ⓑ），粘膜全層（図3Ⓓ）に存在することもしばしばですが，ピロリ菌未感染胃では8割以上が増殖帯に限局（図3Ⓐ）します（表）[1]．また図2の組織像のようにピロリ菌未感染胃の印環細胞癌は表層が腺窩上皮に覆われているのが一般的です．しかし増殖帯に癌が存在するためにその形状は変化し，その像を拡大内視鏡で観察できます．それでは個々の症例の拡大像を見ていきましょう．

症例① ピロリ菌未感染，40歳台女性

　前庭部前壁に褪色病変を認めます（図4Ⓐ➡）．NBI拡大観察すると周囲は円形開口部が観察でき胃底腺粘膜と考えられますが，病変部はそれとは異なる像を呈しています（図4Ⓑ➡）．強拡大ではその部分は管状模様や顆粒状模様の腺窩上皮の像とわかります（図4Ⓒ）．

　ESD組織標本（PAS染色）では，印環細胞癌は増殖帯に存在する赤紫色の独立した細胞です（図5Ⓐ➡）．表層は赤紫色の腺窩上皮で覆われています．この腺窩上皮が印環細胞癌によって図4ⒷⒸのように円形開口部がなく，楕円や棒状のwhite zoneに変化しています．図5Ⓐは拡大すると図5Ⓑのように観察されます（図5Ⓑ➡：印環細胞癌）．HE染色では図5Ⓒ

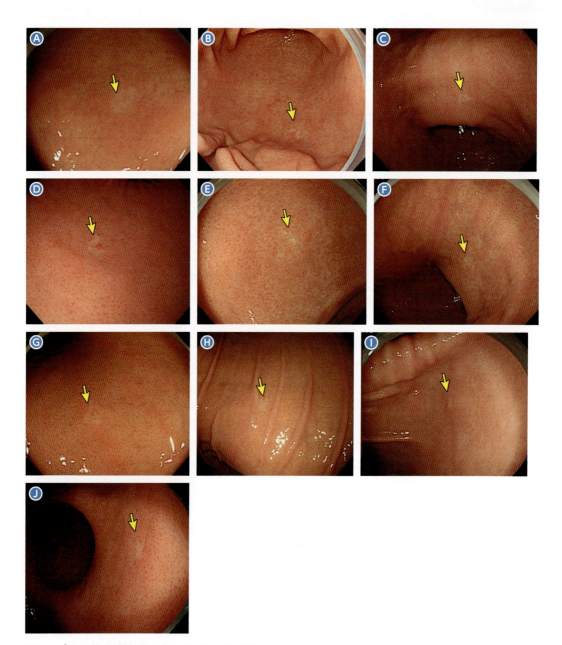

図1　ピロリ菌未感染胃に発生する印環細胞癌の通常内視鏡像

RAC像のなかに褪色の領域で観察される（→）
画像提供：がん研有明病院消化器内科　藤崎順子先生

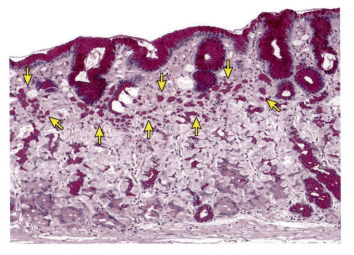

図2 ピロリ菌未感染胃に発生する印環細胞癌の典型的組織像

⇨：印環細胞癌（PAS染色）
画像提供：がん研有明病院消化器内科 藤崎順子先生

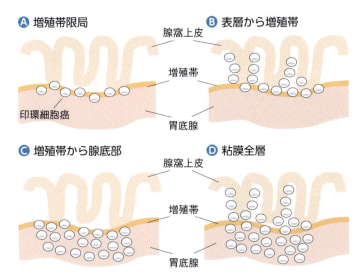

図3 印環細胞癌の胃底腺粘膜の分布のシェーマ

表 ピロリ菌感染の有無と印環細胞癌の粘膜内浸潤パターンの関係

	ピロリ菌陽性（n＝46）	ピロリ菌陰性（n＝23） （＝ピロリ菌未感染）	p
A．増殖帯限局	14（30.4％）	19（82.6％）	＜0.05
B．表層から増殖帯	15（32.6％）	3（13.0％）	NS
C．増殖帯から腺底部	3（6.5％）	0	NS
D．粘膜全層	14（30.4％）	1（4.3％）	＜0.05
腫瘍最大径（mm）	10.9±5.0	5.4±3.3	＜0.05

A～Dは図3のA～Dに一致．NS＝not significant
文献1より引用

Ⓐ 通常内視鏡像（→：癌）

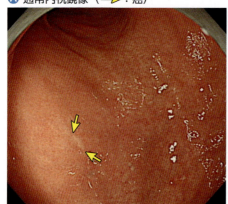

Ⓑ NBI弱拡大像（→：癌）

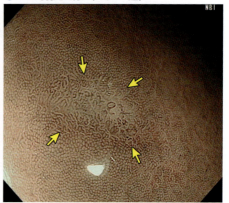

Ⓒ NBI拡大像（→：癌）

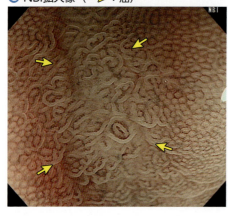

図4 症例1の内視鏡像
画像提供：がん研有明病院消化器内科 藤崎順子先生

のように観察されます．印環細胞癌は拡大すると図5Ⓓのように観察されます．

症例② ピロリ菌未感染・生検後，60歳台男性

　前庭部後壁に褪色変化が観察されます（図6Ⓐ→）．生検がなされており，内視鏡写真にはその影響があります．NBI弱拡大では周囲の円形開口部と異なる像の部分に癌が存在します（図6Ⓑ→）．強拡大も同様です（図6Ⓒ→）．ESD組織標本は，やはり表層には腺窩上皮が覆っており，癌（→）は増殖帯に限局しています（図6Ⓓ）．

Ⓐ ESD組織標本（PAS染色）

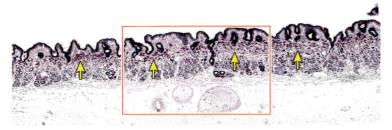

Ⓑ Ⓐの赤□枠の拡大像

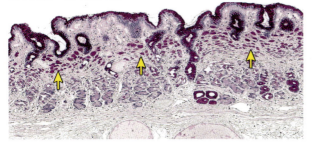

Ⓒ ESD組織標本（HE染色）

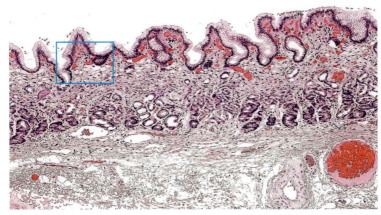

Ⓓ Ⓒの青□枠の拡大像

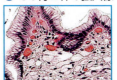

印環細胞癌の1つ1つの細胞が確認できる

図5 症例1の組織像
画像提供：がん研有明病院消化器内科 藤崎順子先生

症例③ ピロリ菌未感染，30歳台男性

　前庭部後壁に褪色病変を認めます（図7Ⓐ→）．NBI拡大観察を行うと周囲粘膜は正常の胃底腺粘膜を示唆する円形開口部が規則的に配列していますが，褪色領域に一致して**円形開口部の密度の低下**や**楕円化**や**不鮮明化**を認めます（図7Ⓑ→）．

　ESD組織標本を示します（図7Ⓒ：HE染色，図7Ⓓ：PAS染色）．やはり癌は増殖帯に限局し（→），表層は腺窩上皮が覆っています（ただし，この標本では表層は菲薄化し，一部は脱落しているようです）．

> **Point**
> 正常の円形開口部とは異なる変化が生じているところに癌が存在します．

Ⓐ 通常内視鏡像（⇨：癌）　　　　　Ⓑ NBI弱拡大像（⇨：癌）

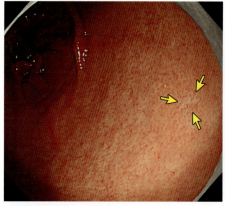
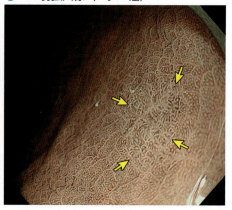

Ⓒ NBI拡大像（⇨：癌）　　　　　　Ⓓ ESD組織標本（HE染色）（⇨：癌）

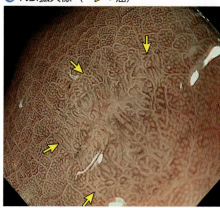
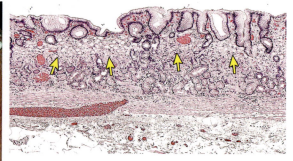

図6　症例2の内視鏡像と組織像
画像提供：がん研有明病院消化器内科　藤崎順子先生

症例④ ピロリ菌未感染，50歳台女性

　　前庭部前壁に褪色病変を認めます（図8Ⓐ⇨）．NBI弱拡大像では，周囲粘膜は正常胃底腺粘膜を示唆する円形開口部が規則的に配列しています．褪色変化に一致した領域で管状模様などにwhite zoneが変化しています（図8Ⓑ⇨）．この変化した領域に癌は存在します．さらに拡大すると表層の腺窩上皮の構造変化がより鮮明です（図8Ⓒ⇨）．
　　ESD組織標本のPAS染色では増殖帯に赤紫に染色された印環細胞癌が観察されます（図8Ⓓ⇨）．表層には腺窩上皮が覆っています．HE染色でも増殖帯に印環細胞癌が観察されます（図8Ⓔ）．図8Ⓔの拡大率ではちょっとわかりにくいですが，拡大をアップすると印環細胞癌の個々の細胞が観察されます（図8Ⓕ）．

2 胃底腺型胃癌

　　ピロリ菌未感染胃から発生する分化型胃癌として，胃底腺型胃癌は近年非常に注目されています．基本的な構造と拡大内視鏡の読み方を，症例を通じてみていきましょう．

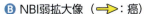
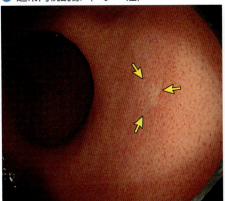
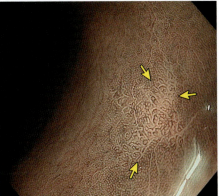
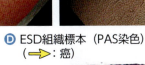
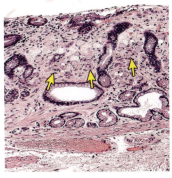
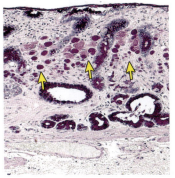

図7 症例3の内視鏡像と組織像
画像提供：がん研有明病院消化器内科 藤崎順子先生

症例⑤ ピロリ菌未感染，60歳台女性

　この症例はピロリ菌未感染で，周囲粘膜にはRACが観察されます（図9Ⓐ⇒：病変）．一見，粘膜下腫瘍様です．正常の腺窩上皮が持ち上げられているのでそのように見えるのです．拡張した集合細静脈と思われる血管が頂部に観察されます（図9Ⓐ▶）．NBI拡大観察では周囲粘膜は正常胃底腺粘膜を表す円形開口部が観察されますが，病変部は萎縮粘膜に観察されるA-1型拡大像類似の像が観察されます（図9Ⓑ⇒）．頂部の拡張した集合細静脈はシアン調の血管で観察され，表層よりやや深い部分に存在することがわかります（図9Ⓑ▶）．集合細静脈が存在する深さに一致しています．

　図9ⒸにESD組織標本を示します．Ⓓが胃底腺に置き換わった癌の部分，Ⓔが残存した腺窩上皮の部分です．Ⓔの腺窩上皮の部分が図9Ⓑ⇒にあたります．このように**胃底腺の部分が癌に置き換わると残存した腺窩上皮は拡大内視鏡像では萎縮粘膜類似の像を示す**ようになります．

　この病変の免疫染色を図9Ⓕに示します．癌の部分はPepsinogen 1（PG1）とMUC6が陽性です．プロトンポンプ（PP）も癌部の表層側は陽性です．MUC5ACは非腫瘍性の腺窩上皮に陽性になります．**胃底腺型胃癌ではこのように癌部分はMUC6陽性**になることが多いです．この粘液形質の分布は重要です．

Ⓐ 通常内視鏡像（→：癌）　　Ⓑ NBI弱拡大像（→：癌）

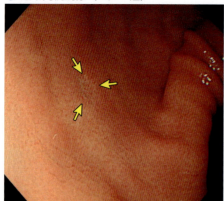
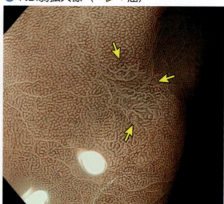

Ⓒ NBI拡大像（→：癌）

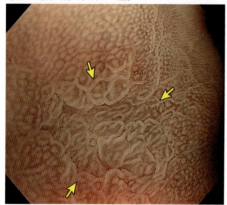

Ⓓ ESD組織標本（PAS染色）（→：癌）

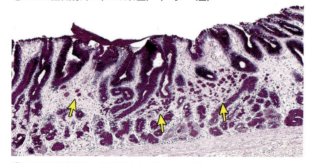

Ⓔ ESD組織標本（HE染色）（→：癌）

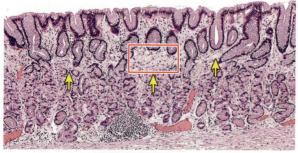

Ⓕ 拡大像．印環細胞癌が確認できる

図8　症例4の内視鏡像と組織像
画像提供：がん研有明病院消化器内科　藤崎順子先生

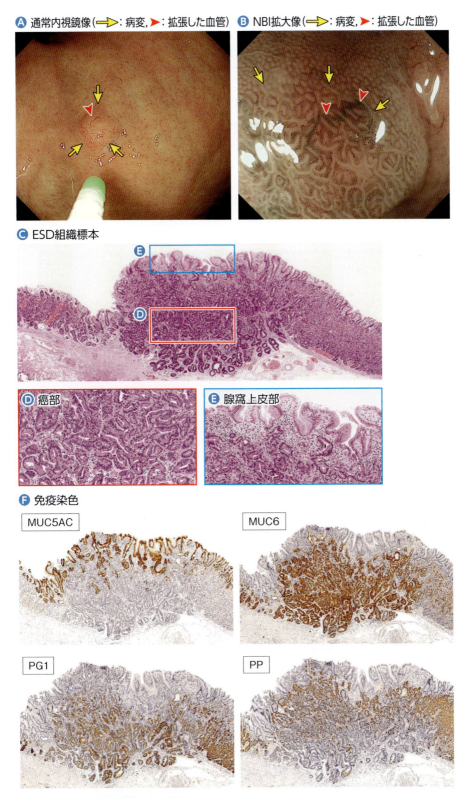

図9 症例5の内視鏡像と組織像

F) PG1：Pepsinogen 1，主細胞のマーカー．PP：プロトンポンプ，壁細胞のマーカー．癌部はMUC5AC陰性，MUC6・PG1・PPは陽性
画像提供：長岡赤十字病院消化器内科　竹内　学先生

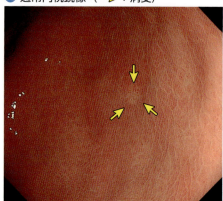
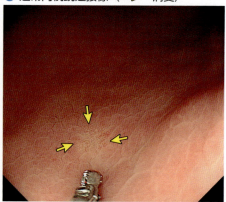
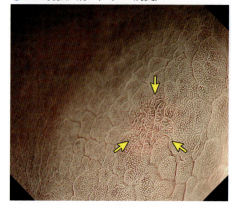
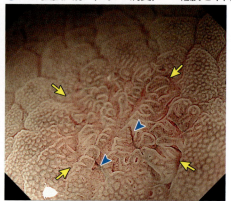

図10 症例6の内視鏡像
画像提供：長岡赤十字病院消化器内科 竹内 学先生

症例⑥ 活動性胃炎，60歳台女性

　尿素呼気試験5.6‰，*H. pylori* IgG抗体42 U/mLでピロリ菌陽性の活動性胃炎です．体上部大彎に小さな褪色病変を認めます（図10Ⓐ→）．生検鉗子のサイズより5 mm前後と推定できます（図10Ⓑ）．NBI弱拡大観察で周囲は円形の開口部が配列しており，胃底腺粘膜と診断できます（図10Ⓒ）．A-B分類の**B-1型**です．開口部は大小不同があり，配列もやや不整で活動性胃炎を伴った胃底腺粘膜と診断します．一方で病変部分（図10Ⓒ→）は円形開口部ではなく，white zoneが溝状に変化し，管状模様を形成しています．A-B分類の**A-1型**の萎縮粘膜に類似した像です．これは**表層腺窩上皮が保たれたまま，胃底腺が他の組織に換わった際に出現する拡大内視鏡像**です．拡大を上げても管状模様から成っていることが確認でき（図10Ⓓ→），さらに粘膜を貫く太めの血管が観察されます（図10Ⓓ▶）．これは胃底腺型胃癌ではしばしば観察されます．筆者は胃底腺を垂直に下降している既存の集合細静脈が，腺底部の癌組織に圧迫され拡張したものと推測しています．浸潤性の乏しい圧排性の癌であるが故の所見と考えています．

　以上の所見より胃底腺を置き換えるように発生した腫瘍などを考えなければなりません．疾患としては，胃底腺型胃癌，未分化型癌，MALTリンパ腫など胃底腺に置き換わって発生

A ESD組織標本

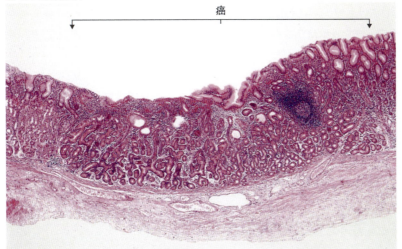

B 正常の胃底腺と接している癌組織（◯と⇒：癌）

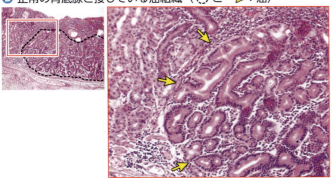

C MUC5AC染色（⇒：癌）

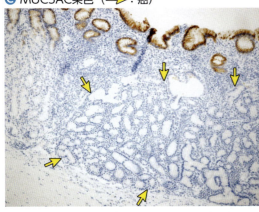

D Pepsinogen 1染色（◯：癌）

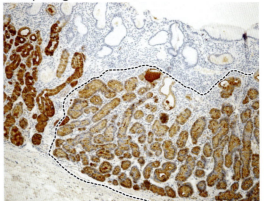

図11 症例6の組織像

画像提供：長岡赤十字病院消化器内科 竹内 学先生

し腺窩上皮はそのまま保たれている腫瘍があがります．頻度から胃底腺胃癌を第一候補としてよいですが，断定することはできません．

ではこの病変のESD組織標本を見てみます．まず全体像です（図11 **A**）．癌は胃底腺に置き換わるように出現し，表層は非腫瘍性の腺窩上皮が覆っています．この症例はピロリ菌陽

性の活動性胃炎から発生したため腺頸部には強い炎症細胞浸潤がみられ，そのため一部の腺窩上皮は菲薄化しています．**図11 B**は正常の胃底腺と接している癌部（◌,　⇨：癌）です．**図11 C**は表層腺窩上皮を表すMUC5AC染色です．癌（⇨）の上を正常の腺窩上皮が覆っています．**図11 D**はPepsinogen 1染色です（**図11 D** ◌：癌）．

さて胃底腺型胃癌では本来存在した胃底腺の部分が癌に置き換わります．慢性胃炎では胃底腺が幽門腺化生に置き換わっていくと，表層の腺窩上皮が円形開口部から管状模様に変化していきます．胃底腺の部分に置き換わるものが幽門腺化生でなく腫瘍でも，腺窩上皮は同様に管状模様に変化していきます．これが重要です．胃底腺型胃癌の **症例5** や **症例6** のような変化がそれです．しかしこの変化は胃底腺胃癌に特有な変化ではありません．他の腫瘍でも同様の変化を示すことを次に示します．

3 胃底腺型胃癌と鑑別を要する胃疾患

胃底腺粘膜から胃底腺に置き換わるように発生し，表層の腺窩上皮を残した場合，胃底腺胃癌にきわめて類似した拡大像を示します．現時点では筆者はそれらの鑑別は**困難**と考えています．

症例⑦ 除菌後，50歳台女性

除菌後の症例です[2]．体上部の小彎前壁に病変を認めます（**図12 A** ⇨）．BLIで観察すると，病変部は管状模様を呈しています（**図12 B** ⇨）．周囲は円形開口部が密な粘膜から形成されているようです．BLIで拡大観察を行うと周囲は円形開口部からなる粘膜，すなわち萎縮のない胃底腺粘膜から成っているのがわかります（**図12 C**）．病変部は萎縮粘膜で観察される**A-1型**の管状模様を呈しています（**図12 C** ⇨）．この像から**図12 C** ⇨は胃底腺粘膜が何かに置き換わり，腺窩上皮は残存している病変と考えます．胃底腺型胃癌は鑑別にあがりますが，未分化型胃癌やMALTリンパ腫など表層の腺窩上皮を残し胃底腺に置き換わる腫瘍も鑑別にあげなければなりません．この病変はESDの結果，MALTリンパ腫と判明しました．

ESD組織標本を**図12 D**に示します．周囲は胃底腺粘膜です．病変部の表層には腺窩上皮が残存し，胃底腺はMALTリンパ腫に置き換わっています（**図12 D** ➡）．このように胃底腺がMALTリンパ腫に置き換わっても，残存した腺窩上皮は萎縮粘膜に現れるような腺窩上皮模様を示します．

症例⑧ 除菌後，60歳台男性

もう1例示します．除菌後症例です．胃底腺粘膜のなかに病変を認めました（**図13 A** ⇨）．NBI弱拡大像では，周囲粘膜は円形開口部を伴っており胃底腺粘膜と診断できます（**図13 B**）．病変部を拡大すると管状模様から形成されているのがわかります（**図13 C**）．胃底腺が何かに置き換わり，表層の腺窩上皮が残存した際に出現する粘膜です．生検で異型上皮が疑われたことから，胃底腺型胃癌が疑われ，ESDが行われました．

ESD組織標本から，粘膜下層に異所性胃腺を伴った局所的な幽門腺化生と診断されました（**図13 D**）．胃底腺粘膜から幽門腺化生への移行部の拡大組織写真（**図13 D** 赤□枠）を**図13 E**に示します．**図13 B C**の円形開口部から管状模様への変化はこの組織像を反映してい

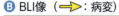
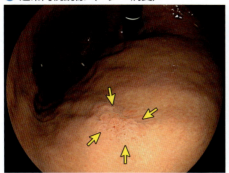
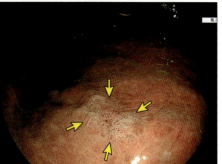
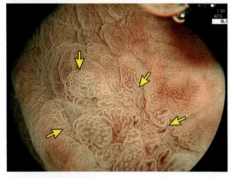
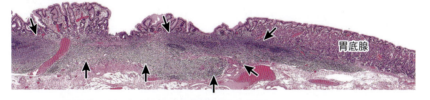

図12 胃底腺型胃癌と鑑別を要する胃疾患：症例7の内視鏡像と組織像

石田紹敬：症例16 診断が難しい*H.pylori*陰性胃病変．「百症例式 胃の拡大内視鏡×病理対比アトラス」（拡大内視鏡×病理対比診断研究会 アトラス作成委員会／編），pp180,181,184，医学書院，2021 より改変して転載

ます．このように胃底腺が腫瘍であろうが非腫瘍であろうが，何かに置き換わることでこのような拡大像の変化が生じることを記憶してください．

4 胃底腺が他の組織に置き換わることで拡大像が管状模様に変化する原理の応用

　胃底腺粘膜の胃底腺が他の組織に置き換わり，腺窩上皮が残存すると拡大内視鏡像が管状模様に変化する原理はさまざまな病変で応用できます．
　まず図14Ⓐを見てください．体上部大彎の陥凹性病変です．陥凹部と周囲をNBI拡大観察すると，周囲は円形開口部を有しており，胃底腺粘膜であることがわかります（図14Ⓑ❶）．中心陥凹部はwhite zone 模様の消失，不整な血管像から未分化癌の存在が疑われ，さらに一

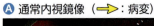
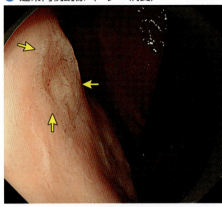
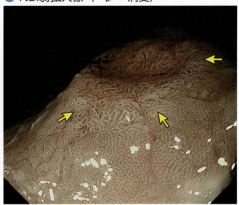
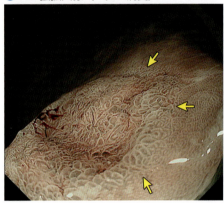

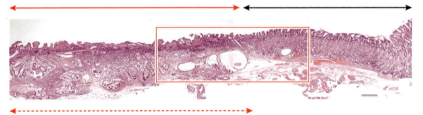
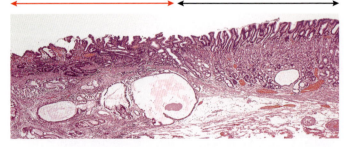

図13 胃底腺型胃癌と鑑別を要する胃疾患：症例8の内視鏡像と組織像

Ⓐ 通常内視鏡像　　Ⓑ NBI弱拡大像

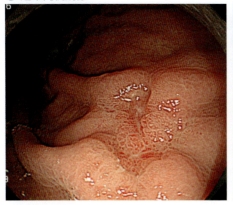
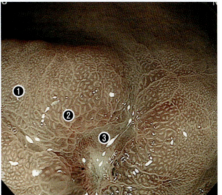

Ⓒ 外科切除標本（→：癌）

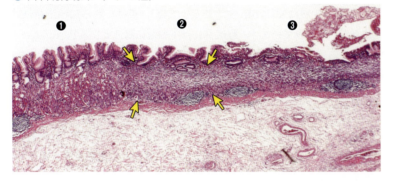

図14 胃底腺が他の組織に置き換わることで拡大像が管状模様に変化する原理の応用

部は白苔を伴ったびらん状であり，癌はほぼ露呈していると推測されます（図14Ⓑ❸）．では図14Ⓑ❷はどうでしょうか．円形開口部のwhite zoneは溝状になり管状模様を呈しています．A-1型拡大像で萎縮粘膜類似です．胃底腺が何かに置き換わり，腺窩上皮は残存した組織像をイメージできます．❸から未分化型癌と診断したので，❷は未分化型癌が胃底腺に置き換わり，腺窩上皮は残存した組織像と推察できます．未分化型胃癌ではそのような変化がしばしば起きることを知っていれば，その変化が生じていることは容易に推察できます．

図14Ⓒに手術組織標本を示します．周囲粘膜は胃底腺粘膜です（図14Ⓒ❶）．中心陥凹部は未分化型胃癌がほぼ露呈しています（図14Ⓒ❸）．そして管状模様を呈した図14Ⓑ❷は，胃底腺が癌に置き換わり（図14Ⓒ→），表層は腺窩上皮が残存しているのがわかります（図14Ⓒ❷）．図14ⒷのNBI拡大像で先ほどイメージした像とまったく同じです．

研究会で図14Ⓑの読みに当てられたら，「周囲の❶は胃底腺粘膜であり，❸は未分化型胃癌で癌はほぼ露呈しています．そして❷の管状模様の部分では表層は腺窩上皮が残存していますが，胃底腺は未分化型癌に置き換わっています．そのため表層の腺窩上皮は円形開口部でなく萎縮粘膜のような管状模様に変化したのです」と読めば，病理の先生は「病理像はその通りです！」と言ってくださり，聴衆の先生方も「なるほどー！」と思ってくださるでしょう．ぜひ，このように拡大内視鏡像から組織像をイメージして，そして診断してください．それにはこの「腺窩上皮を残しながら胃底腺が何かに置き換わる際出現する像」をマスターすることが必要です．

5 腺窩上皮の癌

　未感染胃に観察される腺窩上皮型胃癌には従来から報告されていた褪色調扁平隆起の病変と近年報告されはじめたラズベリー型胃癌があります．両者は内視鏡像は全く異なり，組織構造も微妙に異なるので分けて理解するべきです．

①腺窩上皮型胃癌

■ 症例⑨ ピロリ菌未感染，60歳台女性

　体上部大彎に褪色扁平隆起病変を認めます（図15Ⓐ）．NBI拡大像では顆粒状の粘膜模様が観察されます（図15Ⓑ）．

　組織像では粘膜中層から表層に癌腺管を認めます（図15Ⓒ）．免疫染色では癌の表層側はMUC5AC陽性で，癌の中層はMUC6陽性です（図15Ⓕ）．癌はこれらMUC5AC陽性細胞とMUC6陽性細胞から形成されています．腺底部には主細胞に陽性となるPepsinogen 1（PG1）と壁細胞に陽性になるプロトンポンプ（PP）の陽性細胞が観察されますが，これらは本来存在した胃底腺の残存した細胞たちです．

②ラズベリー型胃癌

　同じく腺窩上皮の部分に癌上皮を伴った病変でも，「ラズベリー型胃癌」と命名されている胃癌は発赤が強い顆粒状の粘膜が特徴で，NBI拡大では窩間部に微細血管が透見されるのが特徴とされています．また免疫染色ではMUC5AC陽性の部分のみが癌上皮で，MUC6陽性の部分は癌でないことが，前述した腺窩上皮型胃癌は異なると報告されています．

■ 症例⑩ ピロリ菌未感染，30歳台男性

　体上部大彎前壁側に発赤隆起病変を認めます（図16Ⓐ⇨）．周囲はRACを認め，ピロリ菌未感染胃の内視鏡像であり，正常の胃底腺粘膜から発生しているのがわかります．近接観察では発赤部位と周囲と同様の色調の部分が混在しています（図16Ⓑ）．NBIに切り替えると，発赤部位には窩間部に微小血管が豊富に透見されることがわかります（図16Ⓒ）．水浸下では透見される血管部分もwhite zoneも鮮明に観察されます（図16Ⓓ⇨：癌）．血管が透見される部分は顆粒状の変化（図16Ⓑでは発赤として観察される部位）であり，そうでない部分（図16Ⓑでは周囲と同色に見える部分）はスリット状のwhite zoneが観察されます（図16Ⓓ）．

　組織像では過形成上皮の中に異型上皮が観察されます（図16Ⓔ⇨）．図16Ⓓの血管透見の部分が異型上皮であり，血管が透見されないスリット状のwhite zoneは過形成上皮と判断されました．

■ 症例⑪ ピロリ菌未感染，30歳台男性

　穹窿部大彎に有茎性ポリープ状の病変を発見しました（図17Ⓐ）．発赤調であり，顆粒状の粘膜模様の形状よりラズベリー型胃癌を考えます．NBI拡大観察は施行できませんでしたが，NBI像もラズベリー型胃癌として矛盾する像ではありませんでした（図17Ⓑ）．生検で表層上皮に異型を認め，ラズベリー型胃癌と診断し，内視鏡的粘膜切除を施行しました．免疫染色を含め，組織診断はラズベリー型胃癌でした（図17Ⓒ〜Ⓗ）．HE染色，MUC5AC，MUC6より，癌はMUC5AC陽性の上皮の部分に一致するのがわかります．MUC6陽性の腺

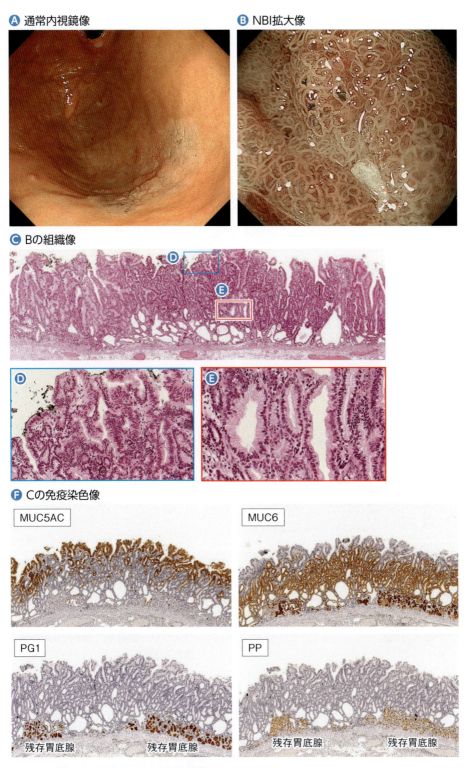

図15 腺窩上皮型胃癌症例の内視鏡像と組織像

F）癌部はMUC5ACならびにMUC6は陽性，PG1ならびにPPは陰性
画像提供：長岡赤十字病院消化器内科　竹内　学先生

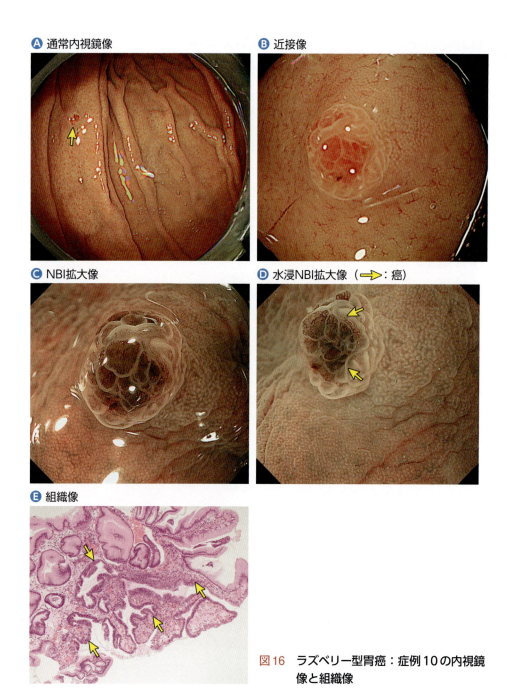

図16 ラズベリー型胃癌：症例10の内視鏡像と組織像

管は非癌腺管でした．またMUC6陽性の固有腺の部分は主細胞のマーカーであるPepsinogen 1も陽性です．また壁細胞のマーカーであるH$^+$/K$^+$-ATPaseも陽性です．また，癌が存在するMUC5AC陽性の上皮部分にKi67陽性細胞が密に存在していることが判明しました．

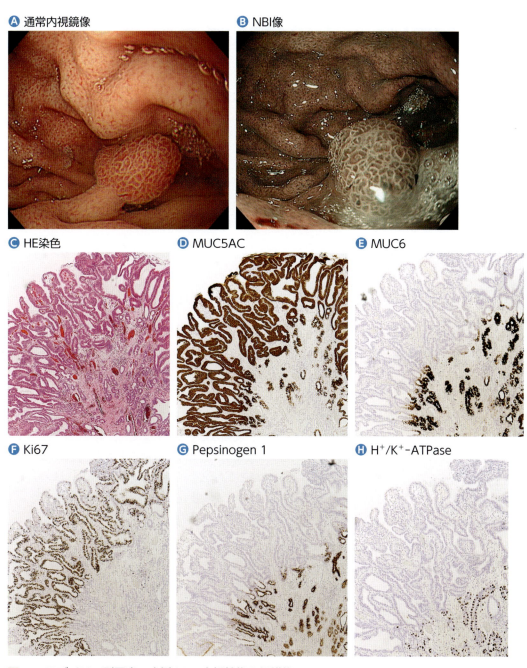

図17 ラズベリー型胃癌：症例11の内視鏡像と組織像
C〜H) 癌部はMUC5ACは陽性，MUC6・Pepsinogen 1・H⁺/K⁺-ATPaseは陰性

■ 文献

1) Horiuchi Y, et al：Biological behavior of the intramucosal *Helicobacter pylori*-negative undifferentiated-type early gastric cancer：comparison with *Helicobacter pylori*-positive early gastric cancer. Gastric Cancer, 19：160-165, 2016（PMID：25491775）
2)「百症例式 胃の拡大内視鏡×病理対比アトラス」（拡大内視鏡×病理対比診断研究会 アトラス作成委員会/編），pp180-187, 医学書院，2021

第**4**章　胃癌の診断〜分化型胃癌を中心に〜

4 NBI 拡大内視鏡診断のコツ
❺萎縮粘膜が背景の症例

はじめに

　　背景が萎縮粘膜では拡大内視鏡像はA-B分類のA-1またはA-2の管状模様や顆粒状模様を示します．癌で同様の模様を呈する場合，癌の質的診断および範囲診断に苦労することがしばしばあります．ここでは，そのような病変の場合，NBI拡大観察からどのように癌と診断していくかの考え方を解説します．

1 癌が管状模様を呈する場合

　　癌が背景と同じ管状模様を呈する場合，white zone模様の違いを診断していきます．

症例① 自然除菌，60歳台男性

1 通常観察

　　前庭部小彎に粘膜模様の不整で生検でtub1が検出され紹介された症例です（図1Ⓐ）．図1Ⓐ➡のⅡb病変を指摘されていましたが，範囲ははっきりしません．病変が指摘できても範囲がはっきりしない場合，さらに広い範囲で癌が存在する可能性を考えて観察します．しかし病変の肛門側を観察しても，癌の範囲どころかその存在すらもはっきりしません（図1Ⓑ）．➡の血管透見不良の部分が癌なのだろうか？ という気持ちで観察を進めました．

2 NBI 拡大観察

　　NBI拡大観察で明らかな胃炎の部分から病変のある方に向かって這うように観察していきます．すると規則的な胃炎のwhite zoneの領域から不整なwhite zone模様の部分に変化する部位が現れました（図1Ⓒ➡：癌）．ここが肛門側の癌の境界です．では前壁はどうでしょう（図1Ⓓ）．同様に明らかな胃炎の領域から病変に向かって這うように観察してきます．図1Ⓓの右側はなんとなくwhite zoneが不整に見えますが，ちょっと難しいですね．

　　ここでこのようなタイプのwhite zoneを読むコツを伝授します（図2）．

　　「図2 white zoneを読むコツ」を見てください．①②はみなさん，すでにご存じと思いますが，③も役に立ちます．図3Ⓐを見てください．➡は胃炎部のベクトルですが，管状模様の長軸のベクトル方向は近接するものはほぼ類似した方向に引けます（図3Ⓐ➡：胃炎のベクトル，➡：癌のベクトル）．一方，図3Ⓐ➡は癌部の管状模様の長軸ベクトルですが，近接する模様でも方向が乱雑です．このことをふまえると，図3Ⓑ➡が癌と診断できます．この部分のESD組織標本を見てみましょう（図4）．癌は表層のみで粘膜中層部から深部は非癌腺管から成っています．このように粘膜深部の**非癌腺管の伸長現象**[1]は除菌後胃癌や自然除菌症例癌など**既感染胃から発生する癌**にしばしば**観察**されます．

「なぜ」がわかる！胃炎・胃癌の内視鏡診断

Ⓐ 通常内視鏡像
（➡：最初に疑われた癌の領域）

Ⓑ 通常内視鏡像（肛門側）
（➡：癌の肛門側の領域が疑われた部位）

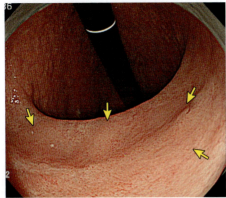
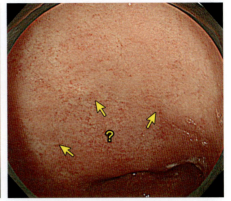

Ⓒ ⒷのNBI拡大像（➡：癌）

Ⓓ 前壁の癌の境界のNBI拡大像

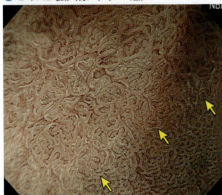
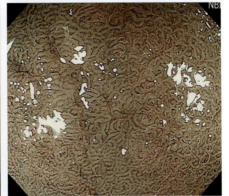

図1　症例1（自然除菌症例），癌が管状模様を呈する場合

white zone を読むコツ

① white zone の形の不均一さ
② white zone の密度の不均一さ
③ white zone が作る粘膜模様の楕円形の長軸方向ベクトルの乱雑さ

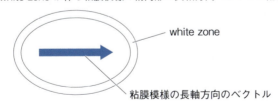

図2　white zone を読むコツ

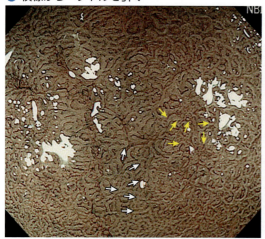 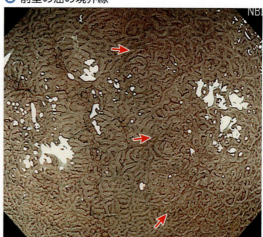

図3 ベクトルを引いて乱雑さを見る（図1D再掲）
A) ⇨：胃炎粘膜模様の長軸ベクトル，⇨：胃癌模様の長軸ベクトル
B) →：癌

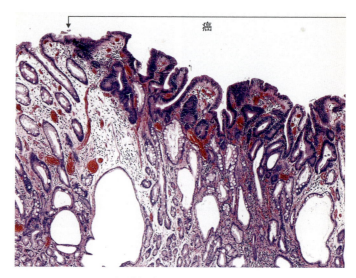

図4 図1DのESD組織標本

症例② 除菌後，70歳台男性

　除菌後胃は炎症が消退し，上皮の性格がそのまま観察されるので，green epithelium に囲まれた茶色の領域が癌という所見は有用です（第4章-1c，第4章-3参照）．体下部前壁の内視鏡写真ですが中心にわずかな隆起を認める病変があります（図5Ⓐ⇨）が，癌の範囲は不明瞭です．白色光では「癌を疑う」のが精いっぱいですが，NBI弱拡大観察では green epithelium に囲まれた茶色の領域として病変が観察されます．さらに white zone に注目すると，緑色の周囲粘膜には観察されない，①white zone の形の不均一さ，②white zone の密度の不均一さ，③white zone が作る楕円形の長軸方向のベクトルの乱雑さ（図2）のすべてが茶色

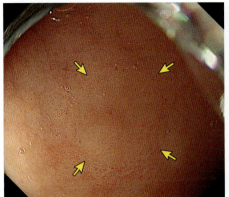
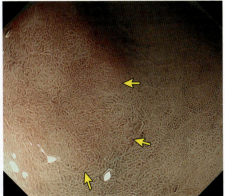
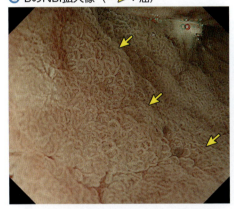
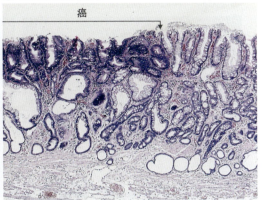

図5 green epitheliumが有用な症例

の領域には観察されます（図5Ⓑ➡：癌）．さらに拡大を上げると癌部のwhite zone模様がより観察できますが，①②③の癌らしさは弱拡大の方がわかりやすいです（図5Ⓒ）．これは図5Ⓑの方が背景と対比して観察しやすいためと考えます．図5ⒸのESD組織標本ではやはり癌は表層に存在し，深部非癌腺管の伸長現象[1]を認めます（図5Ⓓ）．

2 癌が円形開口部を伴う場合

症例③ 除菌後胃癌，60歳台男性

除菌後胃癌では癌部が**管状模様の中に円形開口部を伴う拡大像**を示すことがよくありますが，これも診断が困難なことが多いです．

図6Ⓐは 症例① の後壁です．わずかな粘膜模様の変化と色調変化を認めますが，癌の診断は不可能です（図6Ⓐ➡：病変）．NBI拡大観察では不整な管状模様と小円形ピットがあり，図6Ⓑ➡で癌の領域は診断できます（図6Ⓑ➡：癌，⇨：図6Ⓐ➡と同部位）．しかし口側の診断は難しいです（図6Ⓑ□）．このような場合，white zoneの形状を詳細に観察することで診断できます．NBI拡大像（図6ⒸⒹ）を見ると，左下には小さな円形開口部が観察されます．それらが癌です．図6Ⓓの黄色□枠①には癒合するような円形のwhite zoneが観察

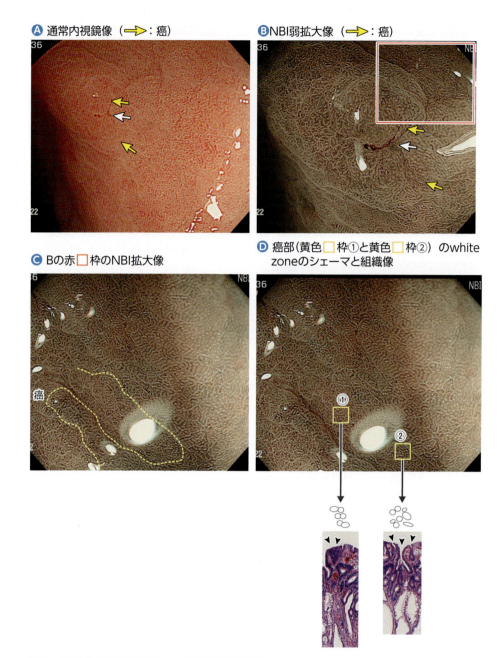

図6 症例①の癌病変と同一．その後壁の境界

されます．癌上皮は表層開口部が癒合したりすることがよくあり，このような組織像をこのwhite zoneを表しています．**非活動性の胃炎では出現しません**．また図6 Ⓓの黄色☐枠②は円形開口部のwhite zoneの形状が不均一であり，分布も不揃いであることが観察されます．組織像のように癌上皮では開口部の間隔が不揃いとなり，開口部を形成する上皮層も不均一です．このような組織像をこれらのwhite zoneは表しています．

　以上のような癌上皮の組織像をイメージして診断すると，この部分は図6 Ⓒのように癌の領域を診断できます．

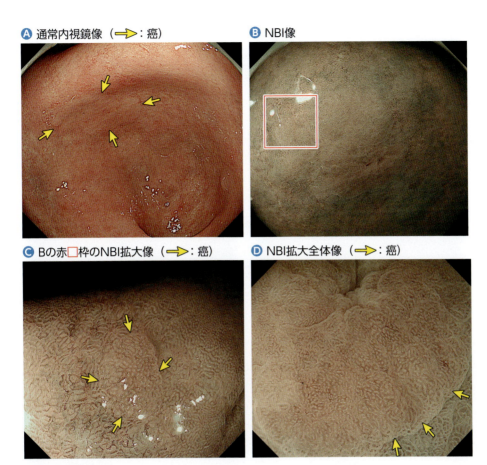

図7 円形開口部を伴う小腸型の癌

症例④ 除菌後，70歳台男性

小腸型の癌では円形開口部を伴うことがしばしばあります．

　通常観察で色調変化で病変が視認されます（図7 A ⇒：病変）．NBIではgreen epitheliumに囲まれたやや茶色の領域で病変部は視認されます（図7 B）．図7 B の赤□枠を拡大観察すると開口部にlight blue crestが観察され，完全型腸上皮化生も考えますが，色調が茶色で腸上皮化生とは合いません（図7 C ⇒：病変部で癌）．しかし腺腫は鑑別にあげるべきです．腫瘍であることは間違いありませんので，病変部全体を観察する必要があります．円形開口部

の形状も楕円や棒状と多彩な形で，長軸ベクトルを引くとその方向性は乱雑です（図7 **D**→
：癌）．腺腫より高分化管状腺癌と診断すべき所見です．

ESD組織標本では深部に拡張した非腫瘍腺管を伴う2重構造の腫瘍で腺腫に構造的に似て
いますが，これは高分化管状腺癌と診断されました（図7 **E**）．

■ 文献
1）「*H. pylori* 除菌後発見胃癌の内視鏡診断」（八木一芳，味岡洋一／著），医学書院，2016

5 高分化管状腺癌（tub1）と中分化管状腺癌（tub2）

第4章　胃癌の診断～分化型胃癌を中心に～

1 tub1とtub2の考え方

①一般的な考え方

「胃癌取扱い規約」では管状腺癌（tubular adenocarcinoma：tub）は腺腔形成の明瞭な腺癌を意味し，円柱上皮あるいは立方上皮から構成されているものを指します[1]．さらに腺管形成の状態により，高分化型と中分化型に亜分類します．**高分化**（well differentiated：tub1）は主に**円柱上皮**から成り，明瞭な管状腺管を形成し，中分化（moderately differentiated：tub2）は**立方上皮**からの腺管で構成されていますが，腺腔形成は完全でなく一部不明瞭で，手つなぎ型の分岐・癒合や，篩状構造や扁平化した上皮から成る小腺管のこともある，と定義されています．

②内視鏡医におすすめの考え方

しかし内視鏡医はtub2はtub1より悪性度が高い分化型癌と漠然と考えてしまう傾向があるようです．そこで内視鏡医も捉えやすいtub1とtub2の概念を紹介しますので，ぜひ参考にしてください．まずtub1は，図1のように1つ1つの癌腺管が独立しており，癒合していません．そのためその周りをとり囲む血管は基本的につながっており，**ネットワークを形成する**傾向にあります．また開口部もある程度の密度で形成されます．

一方，tub2は図2のように1つ1つの癌腺管が独立しておらず，癒合しており，一部は癌

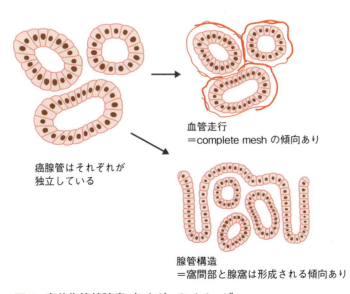

癌腺管はそれぞれが独立している

血管走行
＝complete mesh の傾向あり

腺管構造
＝窩間部と腺窩は形成される傾向あり

図1　高分化管状腺癌（tub1）のイメージ

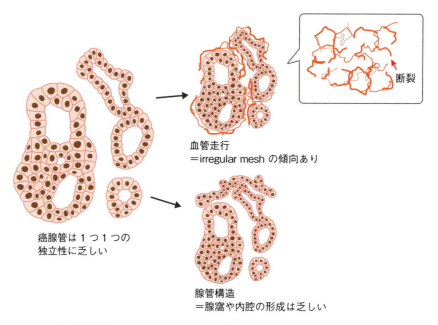

図2 中分化管状腺癌（tub2）のイメージ

細胞の塊のようにもなっています．するとその周りをとり囲む血管は癒合した部分では走行できず，拡大内視鏡ではその部分は途絶したように見えます．また開口部も形成が不完全だったり，開口部が形成されない領域が現れたりします．図2右上にあるような血管断裂のシェーマをtub2腺管のイメージと結びつけて覚えてください．

2 tub2の拡大内視鏡像

前述したような違いを踏まえて，さまざまなパターンのtub2症例をみていきましょう．まずは，癌が表層に露呈している症例を3つ呈示します．

①癌が表層に露呈した場合の拡大内視鏡像

■ 症例① 除菌不明（ピロリ菌は便中抗原と尿素呼気試験では陰性），50歳台男性

体上部前壁に発赤隆起を認めます（図3Ⓐ）．NBI拡大では中心には一見ネットワーク状の血管が観察されますが一部では血管が断裂しています（図3Ⓑ▷）．癌腺管が癒合して，この血管が断裂した部分には血管が走行していないと考えます．すなわちこの拡大像はtub2を示唆しています．図3Ⓑ▶にも血管が観察されない領域があり，癌腺管の癒合が疑われます．また全体的にwhite zoneもはっきりせず，癌腺管の開口部の形成が乏しくtub2を示唆しています．
ESD組織標本では，癒合した癌腺管が観察され，癌腺管の開口部もはっきりしません（図3Ⓒ）．

■ 症例② ピロリ菌：不明，70歳台男性

胃角後壁に軽度発赤と陥凹を認めます（図4Ⓐ）．NBI拡大観察では顆粒状のwhite zone模様の窩間部に不整な血管が観察されますが，腺管をとり囲んだような走行ではありません（図4Ⓑ）．

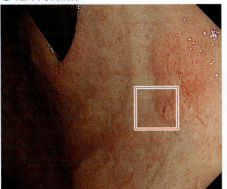
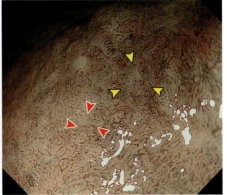
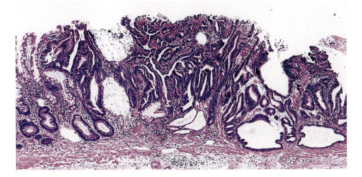

Ⓐ 通常内視鏡像　　Ⓑ Aの赤□枠のNBI拡大像（▷：血管が断裂，▶：無血管領域）　　Ⓒ ESD組織標本

図3　症例1の内視鏡像と組織像

　ESD組織標本ではわずかに陥凹した開口部様構造がみられ，これらの間には大きな窩間部様の構造が観察され，その下にtub2腺管が詰まっています（図4Ⓒ）．大きな窩間部様構造（図4Ⓒ➡）がNBI拡大で顆粒状の変化を示し，そのなかのtub2癌腺管の周りの血管が窩間部に透見された血管を表していると考えられます．

■ 症例③ ピロリ菌：便中抗原陽性，50歳台男性

　体上部後壁大彎の発赤病変です（図5Ⓐ）．NBI拡大観察ではwhite zoneはわずかに観察されますが不鮮明です（図5Ⓑ）．血管も腺管の周りをとり囲んでいるような部分が一部ありますが，そうでない部分が多いです．図5Ⓑの領域の表層の凹凸や開口部を明瞭に観察するために1.5％酢酸を撒布してみました．すると小顆粒状の変化や円形開口部の構造が出現し，腺管が存在することがわかります（図5Ⓒ）．しかし構造が見えない平らな部分もかなりあります（図5Ⓒ➡）．これは**腺管が癒合し，一塊になり，その部分がほぼ平らに見えている**と考えます．

　ESD組織標本では，癒合したtub2腺管の上を癌上皮が覆っており，そこには開口部がありません（図5Ⓓ➡）．この構造が図5Ⓒの酢酸撒布像の平坦部を表し，NBI拡大では図5Ⓑのように見えるのです．tub2癌にはよくある構造です．

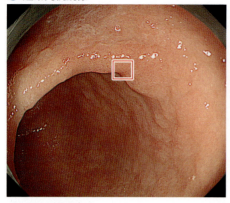
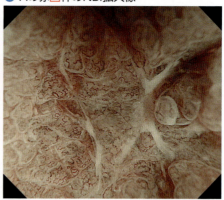
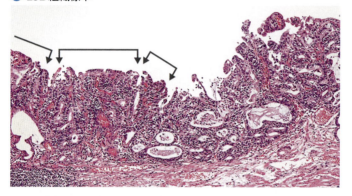

図4　症例2の内視鏡像と組織像

②粘膜中層や深層を進展している癌の拡大内視鏡像

　tub2の胃癌はtub2癌が粘膜中層から深層を進展し，表層は非腫瘍性の上皮が覆っていたり，きわめて分化した腫瘍性上皮であることが稀ではありません．このような癌は癌に見えなかったり，癌と診断しても範囲が不明瞭なことが多いです．**手つなぎ癌**はその代表です．3症例呈示します．

■ 症例④ ピロリ菌：不明，70歳台男性

　前庭部小彎前壁側に発赤陥凹で早期胃癌と容易に診断できる病変があります（図6Ⓐ）．その小彎側の境界部をNBI拡大観察してみますと，異常血管は観察されますが，white zoneは周囲粘膜と同様の模様です（図6Ⓑ➡：癌）．

　ESD組織標本では，癌はtub2癌で粘膜中層を進展しており，表層上皮は非腫瘍性です（図6Ⓒ）．図6Ⓓは拡大組織像です．tub2癌は手つなぎ型ではありませんが，類似の組織構築です（図6Ⓓ▷：癌）．このように**表層が非腫瘍性上皮の場合，white zoneは周囲粘膜と同様の像を示す**ことが多いです．

■ 症例⑤ ピロリ菌：不明，70歳台男性

　次は手つなぎ型癌です．体中部小彎に萎縮粘膜模様（A-B分類のA-1型）の中に円形開口部を有する病変があります（図7Ⓐ➡）．しかしその密度は高くなく，一見，胃炎のように

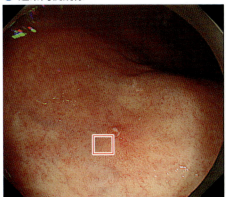
Ⓐ 通常内視鏡像

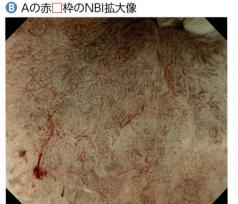
Ⓑ Aの赤□枠のNBI拡大像

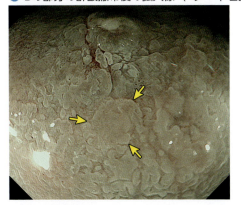
Ⓒ Bの部分の酢酸撒布後の拡大像（➡：平坦部）

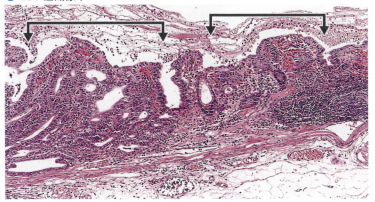
Ⓓ ESD組織標本

図5 症例3の内視鏡像と組織像

見えます．手つなぎ型腺管癌は「表層が細胞異型が弱く構造も胃炎様」で組織学的にも非腫瘍との鑑別が困難なことも多いです．このように領域を有する場合にこのタイプの癌の可能性を考えることが大切です．

　この部分の組織像をみてみると，腺底部にパネート細胞を伴った完全型腸上皮化生（図7Ⓑ▶：パネート細胞）が周囲粘膜です．画面の中央付近から➡のような癒合腺管が出現し，tub2癌が粘膜中層を進展していると診断できます（図7Ⓑ➡：癌）．腫瘍腺管同士が手をつ

Ⓐ 通常内視鏡像 　　　　　　Ⓑ Aの赤□枠のNBI拡大像（→：癌）

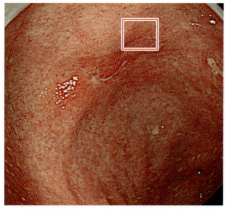
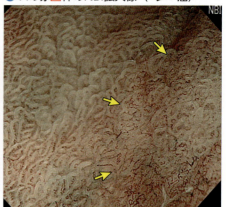

Ⓒ ESD組織標本　　癌（tub2）

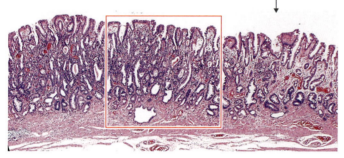

Ⓓ Cの赤□枠の拡大像（▷：癌）

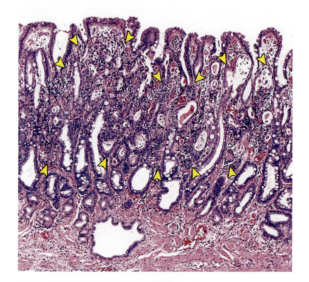

図6　症例4の内視鏡像と組織像

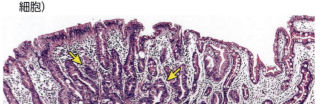
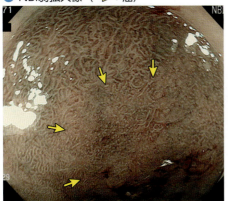
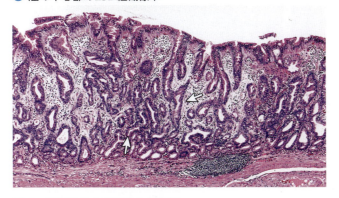

図7　症例5の内視鏡像と組織像

ないでいるように見えて，「**手つなぎ型腺管癌**」と呼ばれています．表層は開口部の数も少なく，細胞も非常に分化しており，非腫瘍との鑑別が困難な部分も観察されます．このような表層上皮の構造が図7Ⓐ➡の拡大像を反映しています．この病変の中心部では手つなぎ型腺管が目立っています（図7Ⓒ➡）．

■ 症例⑥　ピロリ菌：不明，50歳台女性

胃型形質の手つなぎ型癌は未分化型胃癌を伴うことも多いのでさらに注意が必要です．

体下部大彎後壁側に褪色調の病変を認めます（図8Ⓐ➡：癌）．口側のNBI拡大観察では周囲粘膜は円形から楕円形の開口部を有し，配列に不整もあることより，軽度萎縮と活動性炎症を伴った胃底腺粘膜と診断できます（図8Ⓑ➡：癌．その外側が周囲粘膜）．病変の中央部をさらに拡大を上げてNBI観察するとwhite zoneが比較的鮮明に観察され，表層はかなり分化した上皮から形成されていると考えられます（図8Ⓒ）．しかし血管像の走行はそのwhite zoneの構造とは沿っておらず，その上皮の下にはかなり構造が乱れた組織と考えられます（図8Ⓒ）．

表層の構造をさらに詳細に観察するために酢酸撒布を加えました．すると開口部が出現しましたが，大きさも密度も非常に不揃いであることがわかりました（図8Ⓓ）．tub2癌の上皮部分に出現する像です．図8Ⓒと図8Ⓓより表層は高度に分化した性格をもちながらも，開

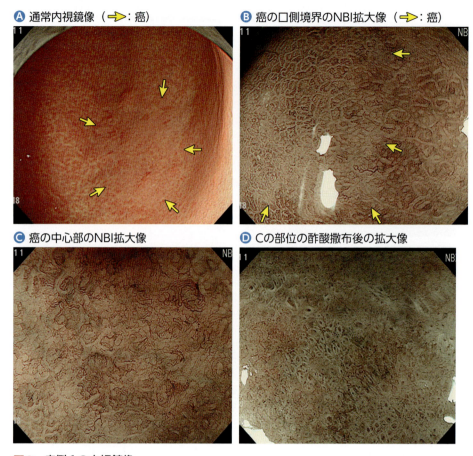

図8 症例6の内視鏡像

　口部はtub2癌のように配列は不規則で，上皮の下はさらに分化度が落ちた無構造に近い組織の存在が考えられました．

　組織像を図9Ⓐに示します．粘膜中層は手つなぎ的なtub2癌が進展し，表層は非常に分化した腫瘍性の上皮です．拡大を上げると粘膜中層は手つなぎ型tub2腺管であり，表層は分化していますが，腫瘍性の上皮であることがわかります（図9Ⓑ）．さらにtub2腺管の間には未分化型癌の細胞の浸潤が疑われました（図9Ⓑ）．免疫染色でMUC5ACとMUC6陽性腺管からなる胃型の癌と判明しました（図10Ⓐ）．tub2腺管の間にある細胞はケラチン染色でAE1/AE3陽性，CAM5.2陽性で上皮性細胞と判明し，未分化型癌細胞と判定されました（図10Ⓑ）．

　このように手つなぎ型癌には未分化型癌を伴っていることもあり，注意が必要です．

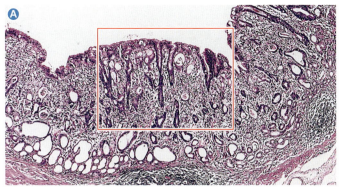

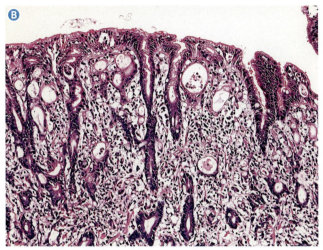

図9 症例6の組織像（図8CDの切除組織標本）

ポコ博士のミニレクチャー

　内視鏡医はtub2癌はtub1癌がさらに悪性度が高くなったものと単純に考えてしまう傾向があるように思うよ．でも本邦では上皮性腫瘍の異型度は細胞異型と構造異型の2つの側面から決定することを理解しておく必要があるよね．

　例えば，手つなぎ型の癌（図7 Ⓑ）．右にパネート細胞を有した完全腸上皮化生があるよ（図7 Ⓑ ➡）．そして腸上皮化生細胞に類似した細胞が左側にも続いているね．細胞異型は弱いよ．でも▷のように腺管が癒合し，構造異型を伴っているところがあるね．これを病理の先生が「腸上皮化生に類似した細胞が一部癒合して，構造異型を伴っています．細胞異型は弱いですが，これらの腺管は構造より癌と判断しましたので，この腫瘍はtub2癌と診断しました」のように表現することがあるんだ．漠然とtub2癌はtub1癌より悪性度が高い，と理解していると，「異型が弱く，癌か非癌か判断に悩むけれど，最終的に癌としたんだったら，まずtub1癌じゃないの？　なんでいきなりtub2癌っていうんだろう？」と混乱してしまうよね．この細胞異型と構造異型からの診断体系をきちんと理解すると，病理の先生の解説がとても興味深く聞けるようになるよ．ぜひ，マスターするニャ！

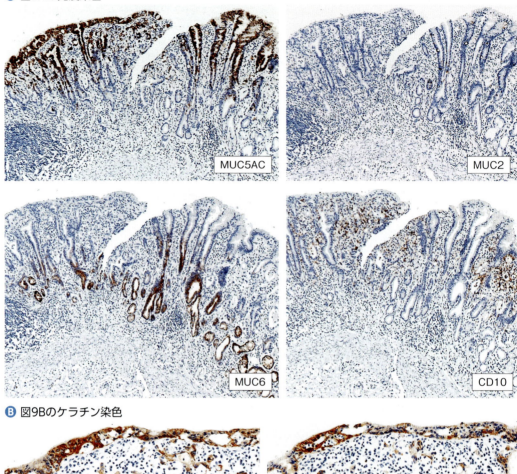

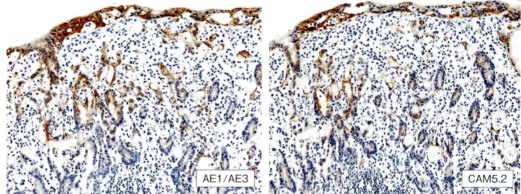

図10 症例6の免疫染色像

A) MUC5AC：癌部は陽性，MUC2：癌部も非癌部も陰性，MUC6：癌部の一部と非癌の一部に陽性，CD10：癌部も非癌部も陰性（茶色の反応は非特異的反応）
B) AE1/AE3，CAM5.2ともに未分化型癌が疑われた細胞は陽性と判明した

■ 文献
1) 「胃癌取扱い規約 第15版」（日本胃癌学会/編），金原出版，2017

第5章 腸型腺腫の診断
腺腫と癌の症例検討から

1 腸型腺腫の定義

「胃癌取扱い規約」で腺腫は「境界明瞭な良性上皮性病変で，管状構造が主体の上皮内非浸潤性腫瘍」と定義されています[1]．さらに**腸型腺腫**（intestinal type）は，「小腸型の高円柱細胞からなる大きさの揃った管状腺管の密な増殖がみられる．0-Ⅱa様の褪色調隆起性病変を形成することが多い．核は細長く，基底膜側に配列しており，表層分化を示す」と解説されています．

本来，胃の腸型腺腫は**癌化しない良性腫瘍**として定義されています．しかし実際は，経過観察中に生検組織診断が癌に変更になることがしばしばあります．

2 腫瘍が生検で"癌"となる理由

この原因として，①胃癌の中の異型の弱い部分が生検され組織学的に腺腫と診断されたが，その後，異型の強い部分が生検されて癌と診断が変更される場合と，②細胞異型の弱い癌が最初は腺腫と診断され，徐々にその癌に癌らしさが出現して，組織診断が「癌」と正しい診断に変更される場合があげられます．

特に②の**「細胞異型の弱い癌が腺腫と診断される」**ことは**本邦ではしばしばみられます**．これは病理医により「腺腫に対しての考え方」が異なっていることによると筆者は考えています．筆者が以前勤務していた病院では，Group 3（腺腫）と診断されていたものが，1，2年後の経過観察で組織診断がGroup 5（腺癌）に変更されることをしばしば経験していました．その病院の病理医は消化管が専門ではありませんでした．そこで「腸型腺腫は通常は癌には変化しない」という立場で厳密な腸型腺腫の診断をしている本書の病理監修でもある，味岡洋一先生にそれらの生検組織を診断していただいたところ，途中で癌に変更になった病変は最初の腺腫と診断されていた時点ですべての病変が腺癌と診断されました．すなわちそれらは最初から癌であったことがわかりました．

それらの病変の検討から得た知見をここで紹介します．非常に大切な所見がたくさんでてきます．

3 検討内容の紹介

この検討は，2回以上の拡大内視鏡観察と生検を1年以上空けて行った症例（25例）で行いました．25例すべてで1回目の診断ではGroup 3（腺腫）でしたが，このうち11例は1年以上経過したあとにGroup 5のtub1に変更となっていました．残りの14例は変わらずGroup 3（腺腫）の診断でした．しかしそれらすべてを味岡先生に診断しなおしていただいたところ，Group 5に変更された11例は最初からGroup 5（tub1）と診断されました．さらに経過

表　腸型腺腫と腺癌（tub1）の拡大内視鏡所見の対比

腺腫（Group 3）：7症例　サイズ8.0±2.5 mm
tub1（Group 5）：18症例　サイズ8.7±4.1 mm ） N. S.

拡大内視鏡所見	腺腫 （Group 3）	tub1 （Group 5）	
a）mesh様血管の不整	0 %	44 %	P＝0.040
b）WZ模様の不整	43 %	28 %	P＝0.393
c）顆粒・乳頭様模様	0 %	11 %	P＝0.510
d）WZ不鮮明化	29 %	17 %	P＝0.436
e）WZ unit内の血管像不整	14 %	39 %	P＝0.246
f）LBCがdiffuse	57 %	13 %	P＝0.032
g）WOSの出現・消褪などの変化	0 %	11 %	P＝0.510
h）経過中の拡大像の変化	0 %	22 %	P＝0.242

WZ：white zone, LBC：light blue crest, WOS：white opaque substance

　後も腺腫とされた14例のうちの7例でも，最初からGroup 5（tub1）と診断されました．この味岡先生の診断のもとで腺腫と腺癌の拡大内視鏡診断の鑑別点を検討しました．腺腫7例，tub1癌18例の25例の検討です（表）．

4　腸型腺腫と腺癌（tub1）との拡大内視鏡の鑑別点の検討

　表にあげた拡大内視鏡所見は腺腫と癌の間で違いが出る可能性があると考えたものです．そして腺腫か癌か，味岡先生の診断で明らかになった時点で重要なものは，
　　・円形開口部を伴う腫瘍である場合，その周りをとり囲むmesh様の血管の不整（a）があるものはすべて癌
　　・顆粒・乳頭様模様（c）の病変では腺腫はなし
　　・light blue crest（LBC）（f）がびまん性に観察される病変は腺腫が明らかに多い
　　・WOSの出現・消褪（g）や拡大像の変化（h）は腺腫にはなし
　という結果です．

5　症例の紹介

症例① 典型的な腸型腺腫

　まず典型的な腺腫症例を紹介します．褪色の7 mm程度の扁平隆起病変を認めます（図1Ⓐ）．腸型腺腫または高分化管状腺癌（tub1）を考える所見です．NBI拡大観察すると円形開口部とその周りをmesh様の血管がとり囲んでいますが，**ほぼ均一な配列**です（図1Ⓑ）．そして大部分の開口部にはlight blue crestが観察され小腸型の細胞であることがわかります．このNBI拡大像が典型的な腸型腺腫の所見です．
　生検組織も均一な構造の腸型の低異型度の腫瘍細胞からなる腺管の所見です（図1Ⓒ）．

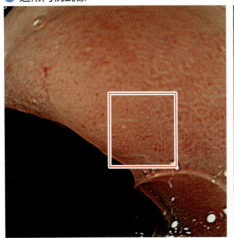
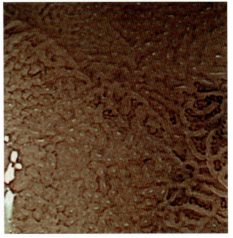
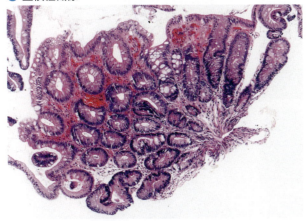

図1 症例1の内視鏡像と組織像

症例② 生検部位に問題があり腺腫→癌となった症例

　次に経過中に癌になった症例を呈示しますが，内視鏡医の生検部位に問題がある例です．
　初回の通常内視鏡像で前庭部後壁に 8 mm 程度の扁平隆起病変を認めました（図2Ⓐ）．赤□枠の200X年と1年後（200X＋1年）のNBI拡大像を呈示します（図2ⒷⒸ）．生検診断は200X年は腺腫の診断（図2Ⓓ），200X＋1年は癌の診断（図2Ⓔ）でした．味岡先生の診断も図2Ⓓは腺腫，図2Ⓔは癌（tub1）です．なぜこのようになったのでしょうか？
　図2Ⓕと図2Ⓖを見てください．両者とも白点線内の血管像は不整ですがその外の血管像は図1Ⓑで示したような均一な走行です．すなわちこの癌の一部は腺腫のようなおとなしい組織像だと考えられます．しかし200X年は内視鏡医（筆者）が図2Ⓕの白点線の外を，200X＋1年は白点線の中を生検したため，生検結果に違いが出たと思われます．つまりこの診断の違いは内視鏡医の生検部位の不注意，もしくは無知から来たものです．本来であれば200X年で図2Ⓕの白点線の中から生検すべきだったのです．そうすれば200X年の時点で癌の診断を得られたと考えられます．

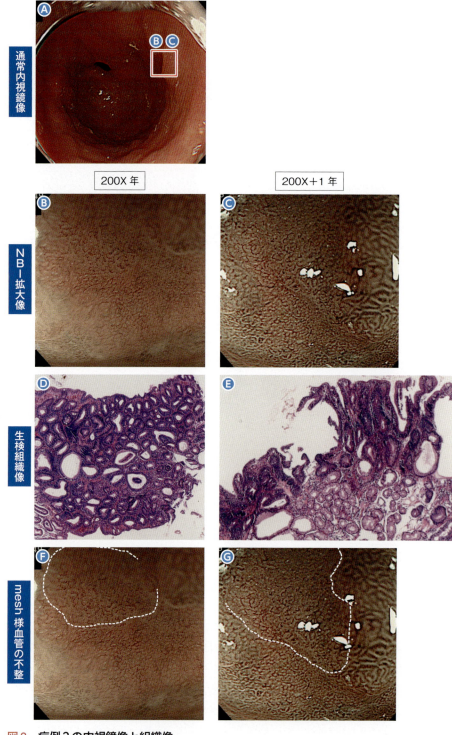

図2 症例2の内視鏡像と組織像
FG）白点線の中：mesh様血管の不整が強い

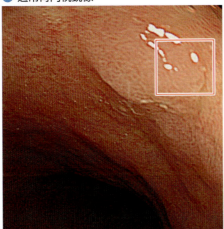
Ⓐ 通常胃内視鏡像

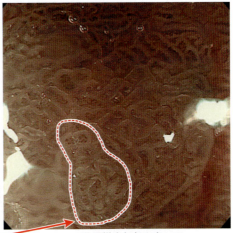
Ⓑ Aの赤□枠のNBI拡大像

乳頭様突起部を表して
いると思われるwhite zone

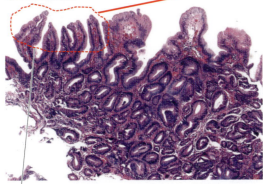
Ⓒ 生検組織像

明らかな乳頭様突起部

図3　症例3の内視鏡像と組織像

症例③ 病理医により診断が異なる症例

　次は病理医により診断が異なる症例です．

　通常内視鏡では7 mm程度の褪色調の扁平隆起病変が認められます（図3Ⓐ）．NBI拡大では顆粒・乳頭様のwhite zoneが見られ（図3Ⓑ），形状は不均一で方向性も不同です．

　生検組織では核は基底側に配列し細胞異型は弱いです（図3Ⓒ）．筆者の施設ではこの生検診断も1年後の生検診断も腸型腺腫の診断でした．しかし味岡先生の診断は2回とも高分化管状腺癌（tub1）でした．その主な理由は図3Ⓒ○のような**乳頭様の突起**です．この構造は腸型腺腫では出現せず，腫瘍と判断したならば癌とすべきとのことでした．この構造はNBI拡大では図3Ⓑ○のように顆粒・乳頭様のwhite zoneとして観察されます．**腫瘍と判断してこの像が観察されたら癌と診断すべきなのです．**

症例④ NBIで顆粒・乳頭様模様がある症例の経過

　それでは，そのような所見の病変が経過観察でどのように変化するかを示します．7 mm程度の背景と同色の扁平隆起病変です（図4Ⓐ）．NBI拡大観察すると顆粒・乳頭様のwhite zoneが観察されます（図4Ⓑ→）．

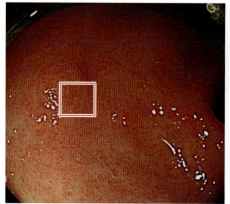
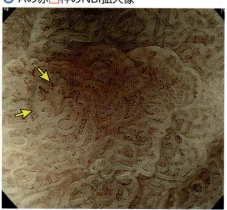
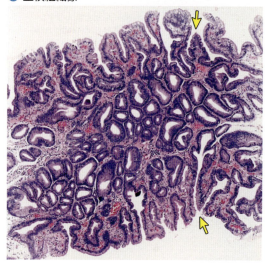

図4 症例4の内視鏡像と組織像

　生検では核は基底側に配列し，細胞異型は弱いですが乳頭様に突起した構造がみられます（図4C→）．筆者の施設の病理診断は腺腫でした．しかし味岡先生の診断は高分化管状腺癌（tub1）です．主な理由は乳頭様の突起の構造です．

　この病変は腺腫として1年経過観察されました．1年後の通常内視鏡観察では変化はありませんでした（図5A）が，NBI拡大観察ではwhite zone模様に明らかに不整が出現していました（図5B→）．生検では異型が高度になってきています（図5C）．味岡先生の診断はもちろんtub1ですが，筆者の施設の病理診断は今回も腺腫でした．筆者は図5Bの拡大像より癌と考えましたが，病理診断が腺腫とのこともあり，6カ月後に再検としました．

　6カ月後の通常内視鏡像も変化はありませんでした（図6A）．NBI拡大像では変化を認めます（図6B）が，癌らしさは6カ月前の図5Bの方が明らかです．生検では異型は明らかに増していました（図6C）．この時点で筆者の施設の病理診断もtub1になりました．このように癌では最初は細胞異型が弱くても時間経過で悪性度は高くなっていきます．**構造に乳頭様の突起がある腫瘍では癌の可能性がきわめて高い**のです．

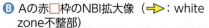
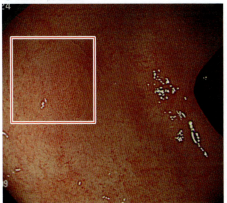
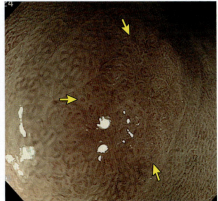
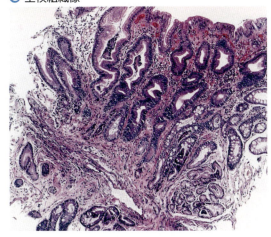

図5 症例4（1年後）の内視鏡像と組織像

症例⑤ NBIで乳頭様模様があり癌と診断できた症例

　細胞異型が弱いと腺腫と診断することは，日本全国の消化管専門外の病理医の間ではよくあることのようです．

　生検で腺腫であるが精査をお願いしたいと紹介された，5mm程度の褪色調の扁平隆起病変です（図7ⒶⒷ⇒）．腺腫の診断は病理検査会社によるもので関東在住の病理医が行ったようです．NBI拡大観察では顆粒・乳頭様の構造が観察されました（図7ⒸⒹ：Ⓓ○で顆粒・乳頭様構造は明らか）．生検時の病理依頼に「近医より腺腫の診断で紹介です．しかし乳頭様の構造を伴った腫瘍であり，細胞異型は弱いかもしれませんが構造的には高分化管状腺癌と考えます」とコメントをつけて提出しました．その結果，筆者の施設の病理医はGroup 5（tub1）の診断でした（図7Ⓔ）．

　このように内視鏡像から，より詳細な情報と内視鏡診断を病理医に伝えることで正確な診断に至ることができます．病理医まかせにせず，内視鏡医も組織診断に積極的に参加することが大切です．

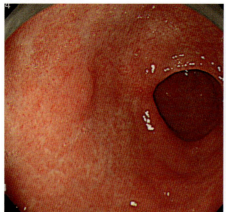
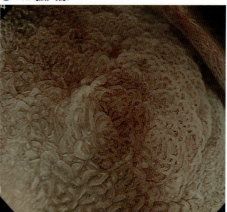
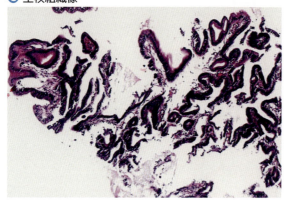

図6 症例4（1年6ヵ月後）の内視鏡像と組織像

症例⑥ 腸型腺腫症例の経過

　最後に，腺腫症例の経過を示します．

　20XX年の通常内視鏡で20 mm近い褪色調の扁平隆起が観察されました（図8Ⓐ）．筆者は腺腫と診断された場合，1年に1回の内視鏡観察と生検診断で経過観察することにしています．2年後の内視鏡では生検が加わったために病変は小さくなっています（図8Ⓑ）．NBI拡大観察では円形開口部とその周りのmesh状の血管像からなる構造で均一な構造を呈しています（図8Ⓒ）．開口部にはlight blue crestがびまん性に観察されます．図1Ⓑで示したような典型的な腸型腺腫の像です．これが本当の腸型腺腫の経過です．

■ 文献

1）「胃癌取扱い規約 第15版」（日本胃癌学会／編），金原出版，2017

Ⓐ 通常内視鏡像（➡：病変）　Ⓑ 近接像（➡：病変）

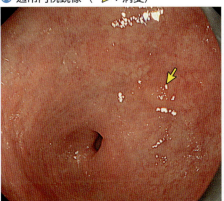 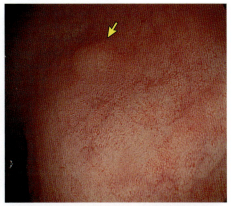

Ⓒ NBI像　Ⓓ NBI拡大像（◎が顆粒・乳頭様構造）

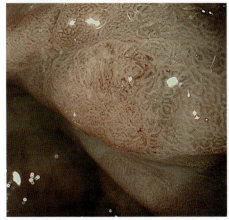 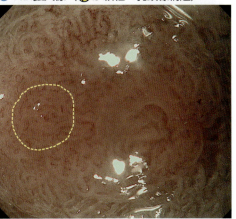

Ⓔ 生検組織像

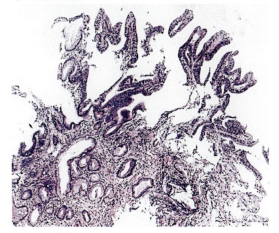

図7　症例5の内視鏡像と組織像

第5章 腸型腺腫の診断

Ⓐ 20XX年の通常内視鏡像
　（インジゴカルミン撒布）

Ⓑ 20XX＋2年の通常内視鏡像
　（インジゴカルミン撒布）

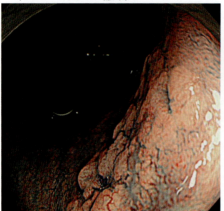
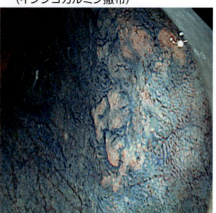

Ⓒ 20XX＋2年のNBI拡大像

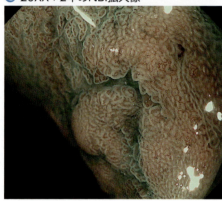

図8　症例6の内視鏡像

第6章 胃型腺腫の診断

1 胃型腺腫の定義

「胃癌取扱い規約」では，腸型腺腫と共に**胃型腺腫**が記載されています．その内容は「幽門腺腺腫（pyloric gland adenoma）とも呼ばれ，胃上部の粘膜に結節状の隆起性病変を形成することが多く，淡明あるいは好酸性の細胞質と小型円形核を有する立方細胞からなる大小の管状腺管が密に増殖する．頸部粘液細胞～幽門腺細胞への分化を示す細胞が主体を成す」と解説されています．

この胃型腺腫は腸型腺腫と異なり，**かなりの頻度で癌化**します．また**胃底腺粘膜**から発生する点，**高齢の女性**に発生することが多い点が特徴です．

2 症例の紹介

典型例を3例呈示します．

症例① 80歳台女性

体中部大彎に大きな隆起病変として存在します（**図1Ⓐ**）．ブドウの房のような印象の病変です（**図1Ⓐ**）．通常観察ではブドウの房のようでモコモコした印象ですが，NBI拡大観察では意外と**ツルリとした滑らかな表面**です（**図1Ⓑ**）．これが幽門腺腺腫の典型的拡大像です．ただし**癌を合併**した部位では凹凸が出現し，**乳頭様や絨毛様の構造も出現**します．さらにNBI拡大で観察するとwhite zoneはあまり観察されず，ツルリとした滑らかな感じがよくわかります（**図1Ⓒ**）．**血管は口径不同も走行不整もなく，ネットワークに類似した走行**が観察されます．これも癌の合併していない幽門腺腺腫の特徴です．

病変基部の周囲粘膜はA–B型分類のB-1からB-2拡大像で**胃底腺粘膜**であることがわかります（**図1Ⓓ⇨**）．また絨毛様の部分が観察されますが（**図1Ⓓ→**），これは癌です．この病変は癌を合併していました．

図2Ⓐに切除標本を示します．**図2Ⓑ**は周囲粘膜で，胃底腺粘膜の部分です．**図2Ⓒ**は幽門腺腺腫の部分で，拡張した腺管が内部に詰まっているのが観察されます．この部分をさらに拡大すると（**図2Ⓓ**），内部の腺管は幽門腺や頸部粘液細胞に類似した細胞から成る腺管であることがわかります．これらの組織像から幽門腺腺腫という名がつけられたのです．それらを覆う表層上皮は腺窩構造をところどころにもちますがその腺窩はきわめて浅く，またまばらです（**図2ⒸⒹ**）．腺窩がきわめて浅い場合，white zoneは視認されない，という法則を思い出してください（**第2章参照**）．この**図2ⒸⒹ**の構造がツルリとした**図1ⒷⒸ**のNBI拡大像を形成しているんです．癌の部分は，腺腫部分のツルリとした滑らかな表層上皮と異なり，ギザギザした構造です（**図2Ⓔ**）．拡大すると絨毛様の構造が観察されます（**図2Ⓕ**）．また**図2Ⓕ→**で腺腫細胞から癌細胞に移行しているフロント（境界）が視認されます．このよう

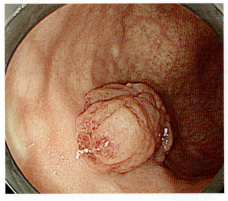
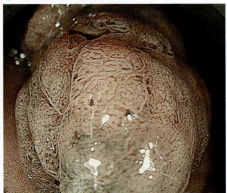
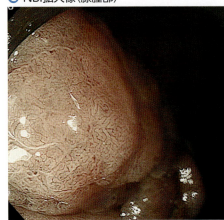
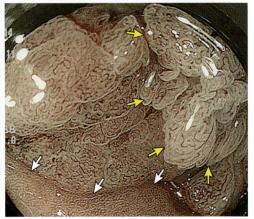

Ⓐ 通常内視鏡像　　Ⓑ NBI弱拡大像(腺腫部)
Ⓒ NBI拡大像(腺腫部)　　Ⓓ NBI強拡大像(基部)(⇨:背景粘膜, ⇨:癌部)

図1　症例1の内視鏡像

に腺腫と癌のフロントが明らかに視認できる場合，腺腫内癌とか腺腫の癌化と言うことができます．**幽門腺腺腫に伴った癌ではこのような癌と腺腫のフロントが視認できます**．

　腺腫の部分の免疫染色を見ると，内部の幽門腺または頸部粘液細胞様の腺腫腺管はMUC6陽性です（図3Ⓑ）．表層上皮はMUC5AC陽性です（図3Ⓒ）．内部の腺管も一部はMUC5AC陽性です．Ki67は表層部に分布しています（図3Ⓓ）．この症例は幽門腺腺腫の特徴を非常によく表現している病変なのでぜひマスターしてください．

　またこの症例は治療される3年6ヵ月前から経過観察されていました（図4：3年6ヵ月前，図5：2年前）．表層はツルリとした滑らかな構造で幽門腺腺腫の特徴がよく出ています．ギザギザした構造はなく，この頃はまだ癌は出現していないと推察できます．

症例② ピロリ菌未感染，70歳台女性

　この症例は筆者が某研究会出席時，コメントを求められた症例です．症例画像は慶応義塾大学医学部腫瘍センター低侵襲療法研究開発部門の矢作直久先生からご許可いただき，使用しています．

🅐 切除標本全体像　　　　　　　　　🅑 拡大像（周囲粘膜）

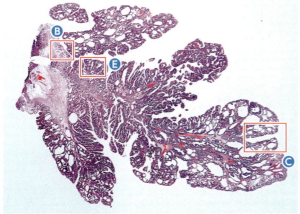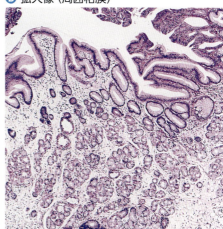

🅒 拡大像（腺腫部）　　　　　　　　🅓 Cの青□枠の強拡大像（腺腫部）

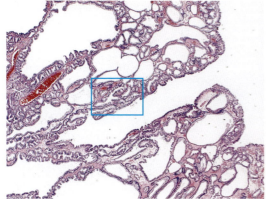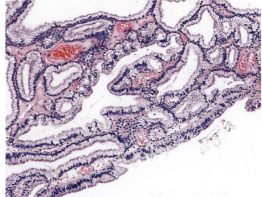

🅔 拡大像（癌部）　　　　　　　　　🅕 Eの青□枠の強拡大像（癌部）〔➡：腺腫と癌のフロント（境界）〕

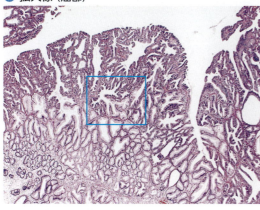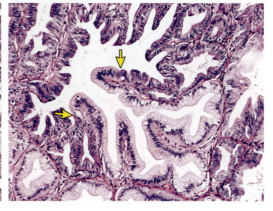

図2　症例1の組織像

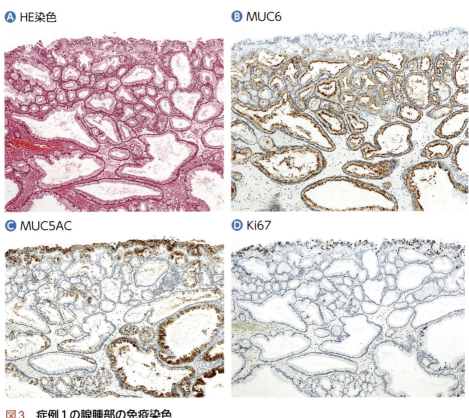

図3　症例1の腺腫部の免疫染色

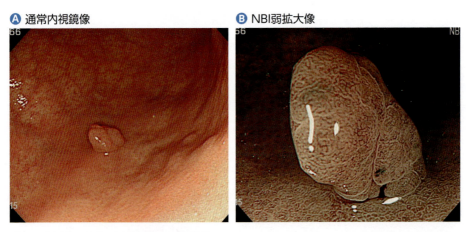

図4　症例1の3年6カ月前の内視鏡像

　その研究会での筆者の思考プロセスをそのまま記します．
　体中部大彎の胃底腺粘膜に大きな隆起病変を認め（図6Ⓐ），高齢女性，胃底腺領域から発生，大きな隆起病変であることから幽門腺腺腫を考えました．しかしインジゴカルミン撒布の写真では，表層は 症例① のようなツルリとした滑らかな構造ではありません（図6Ⓑ）．これを見て，「幽門腺腺腫と考えたのは間違いだったかな」と思いました．周囲粘膜のNBI拡大像では円形開口部からなる粘膜でほぼ正常な胃底腺粘膜（図6Ⓒ）のようです．周囲粘膜

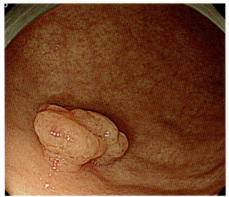
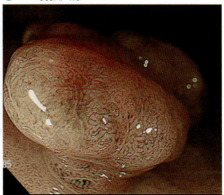

図5 症例1の2年前の内視鏡像

から病変を考えることも大変重要です．病変のNBI拡大像ではツルリとした滑らかなそれぞれのパーツが瓦のように集まっている構造です（図6 D E）．「ツルリとした滑らかなそれぞれのパーツの像」より幽門腺腺腫で矛盾しないと考えました．また，「症例①に比して凹凸があるのは表層上皮が症例①より異型が強いのだろう」と推察しました．そして明らかにwhite zoneと微小血管に不整を認めるNBI拡大像（図6 F）は癌の合併と考えました．以上より「高分化型管状腺癌を合併した幽門腺腺腫」と診断し，そのようにコメントしました．その際に「図6 D Eの写真から幽門腺腺腫特有の表層上皮をイメージすることが重要」とも追加しました．

　ESDで治療され，病理診断は高分化管状腺癌（粘膜内癌）を合併した幽門腺腺腫でした．図7 Aは切除標本で，赤線―部が高分化管状腺癌です．癌から少し離れた#11と#24の切片の組織像を図7 B，その拡大像を図7 C～Eに示します．異型の弱い粘液腺管からなる幽門腺腺腫の組織像であり，表層は腺窩をところどころに伴った一層の上皮から成っています（図7 D）．これは幽門腺腺腫にみられる表層上皮の特徴です．#11の免疫染色では，上皮下の腺管はMUC6陽性で一部MUC5AC陽性，表層上皮はMUC5AC陽性で幽門腺腺腫に合致する所見です（図7 G H）．次に癌（図8 A赤線―部）が含まれる部分の切片を見ると（図8 B），表層の上皮の部分は構造異形と細胞異型を伴った高分化管状腺癌と判断できる組織像で，癌と診断できます（図8 C～E）．免疫染色では，癌化した部分はMUC5AC陽性ですがMUC6も陽性です（図8 F G）．**表層までMUC6が陽性でMUC5ACと二重陽性（double positive）という現象は癌以外の粘膜ではあり得ません．**非癌の粘膜では常に表層がMUC5ACでその深部にMUC6が存在し，その存在部位をすみ分けているからです．MUC6腺管は癌化に深く関与しているという筆者の説を支持する所見でもあります（**第7章**を読んで，それから再度この免疫染色写真を見て癌化のストーリーを考えてみてください）．Ki67では表層上皮からその直下に陽性細胞が非常に増加しており，癌化を裏づけています（図8 H）．

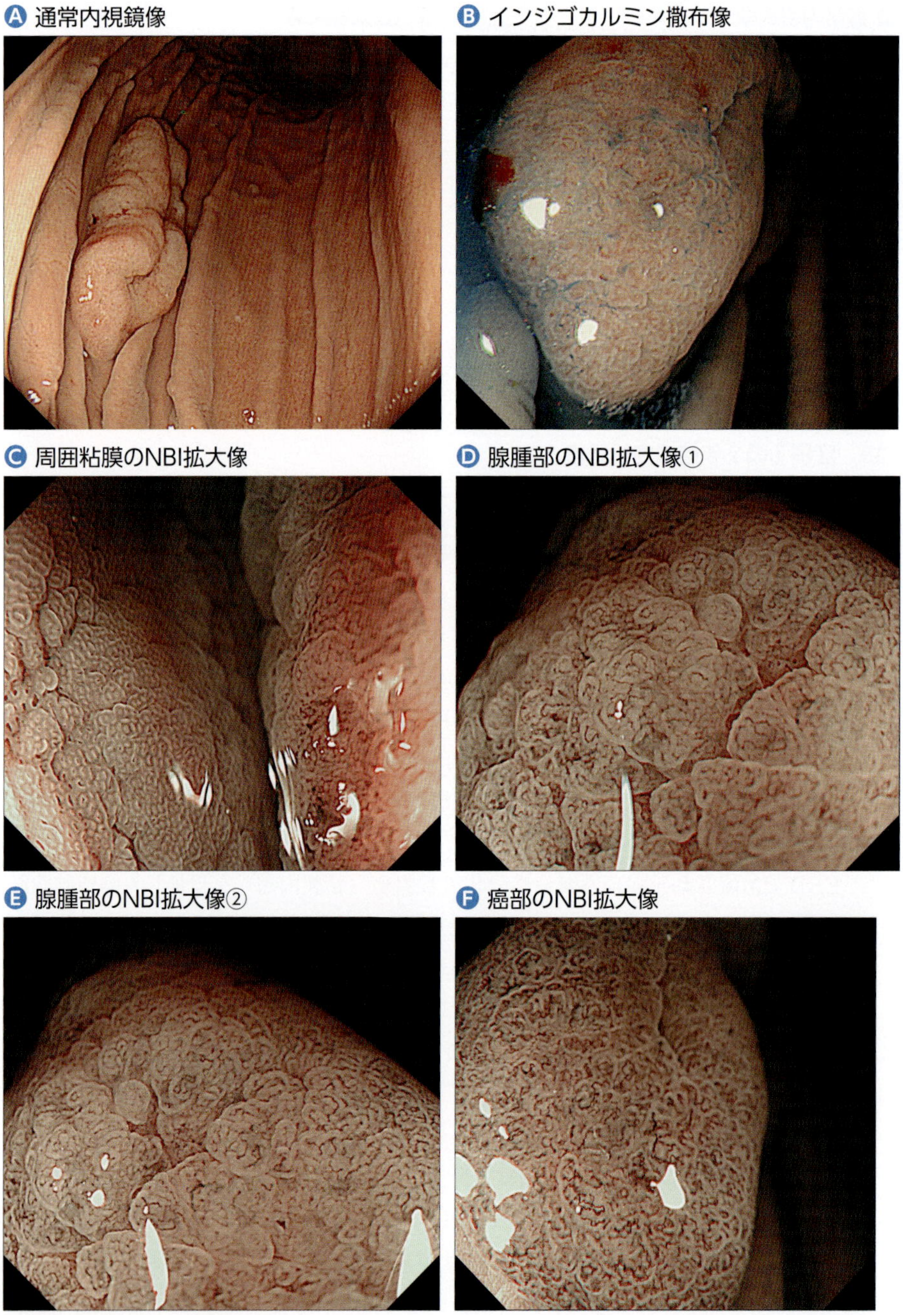

Ⓐ 通常内視鏡像　　　　　　　Ⓑ インジゴカルミン撒布像

Ⓒ 周囲粘膜のNBI拡大像　　　　Ⓓ 腺腫部のNBI拡大像①

Ⓔ 腺腫部のNBI拡大像②　　　　Ⓕ 癌部のNBI拡大像

図6　症例2の内視鏡像
画像提供：慶応義塾大学医学部腫瘍センター低侵襲療法研究開発部門 矢作直久先生

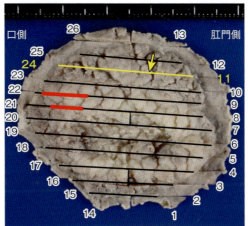
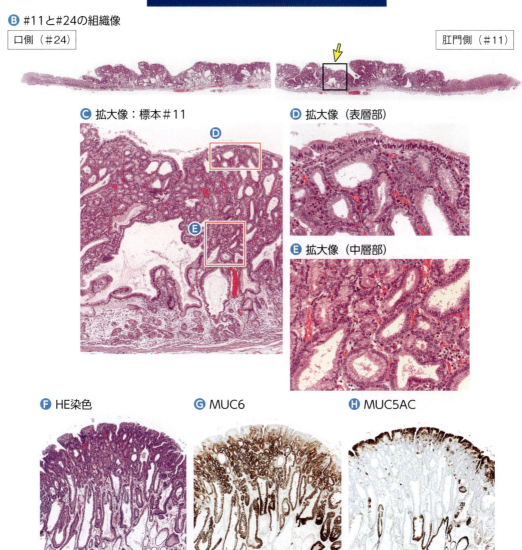

図7 症例2の切除標本写真と組織像（腺腫部）
画像提供：慶応義塾大学医学部腫瘍センター低侵襲療法研究開発部門 矢作直久先生

Ⓐ 切除標本

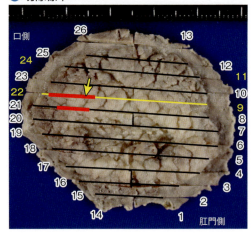

図8 症例2の切除標本写真と組織像(癌部)

B) 赤枠の免疫染色はFに示す
画像提供：慶応義塾大学医学部腫瘍センター低侵襲療法研究開発部門 矢作直久先生

Ⓑ 組織像

口側（♯22）　　　　　　　　　　　　　　　　　　肛門側（♯9）

癌

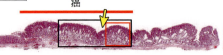
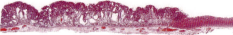

Ⓒ 組織像（癌部）

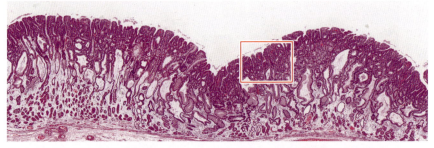

Ⓓ Cの赤□枠の拡大像（癌部）　　　　Ⓔ Dの青□枠の拡大像（癌部）

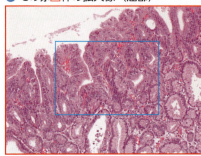
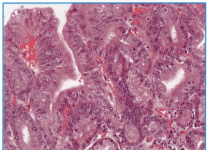

Ⓕ MUC6　　　　　　Ⓖ MUC5AC　　　　　　Ⓗ Ki-67

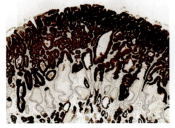
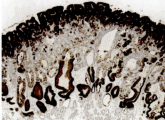
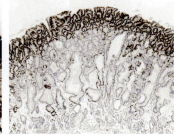

症例③ 内反性に発生した幽門腺腺腫，60歳台男性

　幽門腺腺腫は内反性に発生することもよくあります．その際も特徴的な表層拡大像より診断できます．そのような症例を紹介します．

　この症例は筆者が某研究会出席時，診断を求められ，正診できた症例です．長岡赤十字病院消化器内科　竹内　学先生からご許可いただき，使用しています．その際の筆者の思考プロセスをそのまま記載します．

　病変は体上部小彎前壁側です（図9Ⓐ）．周囲粘膜には集合細静脈の規則的な配列が観察され，RAC陽性でピロリ菌未感染と診断できます．近接観察では胃底腺粘膜特有の円形開口部は管状模様に変化しており，胃底腺が何ものかに置き換わった病変と判断できます（図9Ⓑ）．また，既存の集合細静脈と思われる血管の拡張所見（図9Ⓑ▷）と中心には深い陥凹がみられます（図9Ⓑ）．NBI弱拡大観察では拡張血管の目立つあたりでツルリとした滑らかな構造がみられ（図9Ⓒ▷），幽門腺腺腫に特徴的な表面構造です．さらに陥凹部にもwhite zoneが観察され，上皮成分があるようです（図9Ⓒ）．**幽門腺腺腫は内反がしばしば生ずる**ことを知っていればここで「内反性増殖を伴った幽門腺腺腫」と診断ができます．

　さらに幽門腺腺腫で矛盾しないか，癌の合併がないか，と他の画像でcheckしていきます．陥凹部もツルリとした滑らかな構造を示しており，幽門腺腺腫で矛盾しません（図9Ⓓ）．癌の合併を示唆する不整や乳頭・絨毛様構造は観察されません．酢酸撒布後の陥凹部を観察すると陥凹部のツルリとした滑らかな部分にも開口部が疎に存在しています（図9Ⓔ▷）．これも幽門腺腺腫の表層の組織構造に矛盾しません．以上より筆者は「内反増殖した幽門腺腺腫」と最終診断しました．

　切除標本と組織像を見ると，陥凹した部位が内反部位と一致します（図10Ⓐ）．やや拡大した組織像では周囲は胃底腺粘膜で病変は幽門腺腺腫です（図10Ⓑ）．図10Ⓑ赤□枠の拡大像では，拡張傾向のある異型の弱い腫瘍性の粘液腺管が存在し，表層は腺窩の形成の乏しい上皮が覆っています（図10Ⓒ）．右端には正常の胃底腺が観察されます．この症例は上皮下の幽門腺腺腫部分はMUC6陽性（図10Ⓔ）という点では典型像ですが，同時にMUC5ACも陽性という点で特徴的な所見を認めました（図10Ⓕ）．

Ⓐ 通常内視鏡像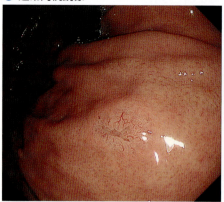

Ⓑ Aの近接像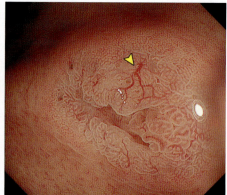

Ⓒ BのNBI像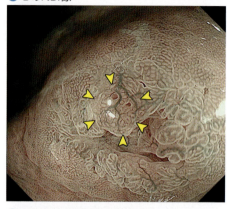

Ⓓ NBI拡大像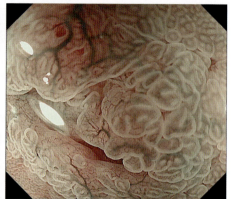

Ⓔ 陥凹部の酢酸撒布拡大像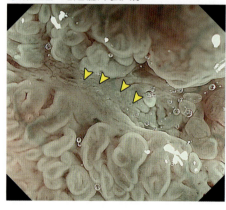

図9 症例3の内視鏡像
B）▷：既存の集合細静脈が拡張したと思われる血管
C）▷：幽門腺腺腫を示唆するツルリとした構造
E）▷：酢酸撒布で明らかになった散在する開口部
画像提供：長岡赤十字病院消化器内科 竹内 学先生

Ⓐ 組織切片と作成面の線

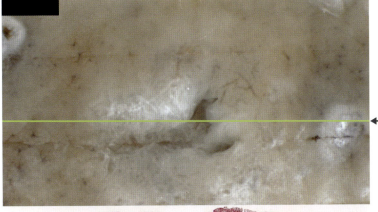

組織切片の
作成面の線

Ⓑ 幽門腺型腺腫の組織像

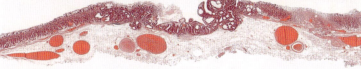

Ⓒ Ⓑの赤□枠の拡大像

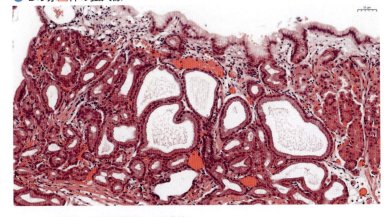

図10　症例3の切除標本と組織像

画像提供：長岡赤十字病院消化器内科　竹内　学先生

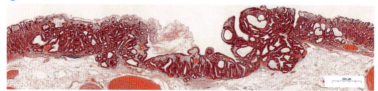

E MUC6

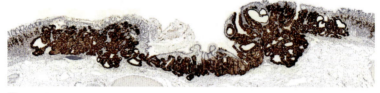

F MUC5AC

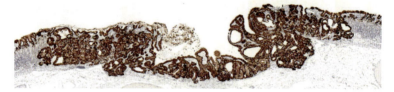

図10 症例3の切除標本写真と組織像（続き）
画像提供：長岡赤十字病院消化器内科 竹内 学先生

第**7**章

分化型胃癌の発生機序
免疫組織学および遺伝子解析より

はじめに

　第6章までは，胃炎・胃癌の内視鏡診断のポイントを解説してきました．第7章では，少し見方を変えて，胃癌がどのように，どうやって発生していくのか，筆者の行ってきた検討結果をふまえてお話ししたいと思います．

　どのように胃癌が発生してくるのかを知ることで，「自分が今，何を見ているのか？」をさらに深く考えられるようになりますので，ぜひ学んでください．

1 腸上皮化生の発生と癌の発生

　ピロリ菌感染により胃癌が発生すること，および腸上皮化生が発生している胃から癌が高率に発生することは知られています．そのため慢性胃炎により発生した腸上皮化生から分化型癌が生ずるというCorreaのintestinal metaplasia-dysplasia-cancer sequence[1] が広く受け入れられています．しかしESDを施行した胃癌の拡大内視鏡像と切除組織像を詳細に検討したところ，癌は腸上皮単独よりも胃底腺粘膜，幽門腺化生，腸上皮化生など多彩な粘膜に囲まれていることに筆者は気づきました．そこで周囲粘膜が十分観察できる44例を選んで周囲粘膜をさらに詳細に調べてみました．そうしたところ44例中25例の胃癌は**胃底腺**と**幽門腺化生**と**腸上皮化生**に囲まれていました（表）．そして腸上皮化生のみに囲まれている癌は1例のみでした（表）．この結果より，筆者は胃癌は腸上皮化生から発生するのでなく，胃底腺粘膜→幽門腺化生→腸上皮化生と化生が進展する過程のどこかで発生するのではないか，と考えました[2, 3]．

　そこでまず胃底腺から幽門腺化生，そして次に腸上皮化生に至る経過を細胞レベルで50例以上の胃癌ESD症例の組織の免疫染色から解明することとしました．その結果は**第3章-1**に述べられています．

　胃底腺粘膜→幽門腺化生→腸上皮化生の萎縮進展のプロセスを**図1 Ⓐ**に示しました．**図1 Ⓐ**の②と③の青点線◌は発生した幽門腺化生腺管です．④の黒点線◌は発生した杯細胞（腸上皮化生）です．③から④，すなわち幽門腺化生から腸上皮化生発生をもう少し詳しく復習しましょう．幽門腺化生から腸上皮化生が発生しますが，その際に腸型への転写因子である

表　除菌後胃癌44病変の周囲粘膜の検討

胃底腺（＋わずかな幽門腺化生）	2病変
胃底腺＋腸上皮化生＋幽門腺化生	25病変
幽門腺化生＋腸上皮化生	16病変
腸上皮化生のみ	1病変

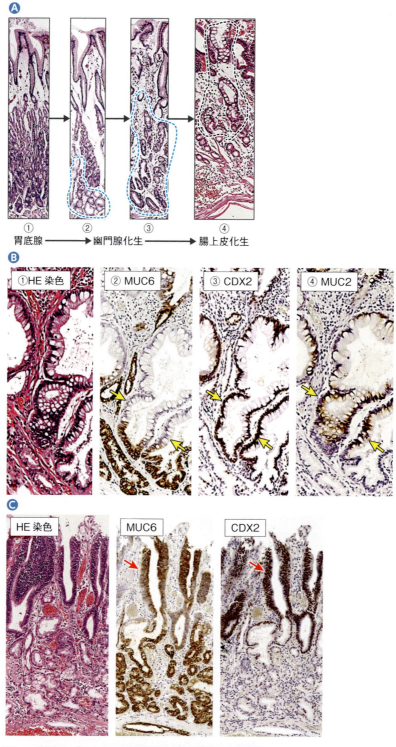

図1 萎縮のプロセスの組織像と胃癌発生の組織像

A) 胃底腺粘膜から腸上皮化生までの萎縮進展のプロセス．②と③の◯は幽門腺化生．④の◯は杯細胞（腸上皮化生）
B) 幽門腺化生から腸上皮化生が発生している組織像．⇨はCDX2陽性となり，MUC6陽性からMUC2陽性に変化している．文献3より引用
C) 症例①の癌発生の組織像．➡はCDX2陽性かつMUC6陽性の癌上皮．文献3より引用

CDX2が重要です（**第3章-1**参照）．図1Bを見てください．幽門腺化生に至った萎縮粘膜の免疫染色です．腺底部の細胞はMUC6陽性で胃型の細胞です．図1B②③④の➡部分に注目してください．CDX2が発現した部分ではMUC6は消失し，代わりにMUC2（腸型細胞の粘液）が出現しています．CDX2の発現は腸型の細胞に変化してピロリ菌感染の攻撃を逃れるためです．このようにCDX2発現で胃型の細胞は腸型の細胞に変化します．腸上皮化生が発生している部位ではすべてこのようなMUC6，CDX2，MUC2の分布を示します．さて，ここで癌組織を見てみましょう．

症例① 癌

図1Cを見てください．腺底部には非癌の粘液腺管が観察されます．それらはMUC6陽性で幽門腺化生であることがわかります．そして表層上皮にはCDX2が発現しています．ピロリ菌の攻撃から逃れるため，腸上皮化生へ変化する予定だったのでしょう．しかしCDX2発現の細胞たちはMUC6陽性のままです（図1C➡の細胞）．転写因子CDX2の法則に合わない異常な細胞たちです．このCDX2とMUC6の両者が陽性の異常な細胞たちは癌です．筆者の42例の癌症例の検討では，**31例（73.8％）の癌部がMUC6陽性，40例（95.2％）の癌部はCDX2陽性，17例（40.4％）はMUC6腺管と連続してCDX2陽性部より癌となっていました**[3]．動物実験胃癌では初期癌は100％が胃型とされています[4]．筆者は図1Cの組織像より，MUC6細胞にCDX2が発現する際，腸上皮化生に向かわず，癌化してしまうことが胃癌発生プロセスと考えました．

症例② 癌

別の胃癌組織です．図2Aを見てください．図2A➡の腺底部の腺管はMUC6陽性の幽門腺化生の腺管です（図2A➡：幽門腺化生）．ピロリ菌からの攻撃を逃れるためにCDX2が発現しています（図2ACDX2➡と➡）．図2AのMUC6とMUC2の写真を見てください．➡のCDX2発現細胞はMUC6は消失し，MUC2は陽性化し，無事腸上皮化生に変わっています．しかし➡はCDX2発現しているにもかかわらず，MUC2は陰性のままで，MUC6は表層近くまで陽性です．このCDX2陽性かつMUC6陽性の細胞たちは癌細胞です（図2A➡のCDX2とMUC6の両者とも陽性の部分が癌）．

症例③ 癌

さらに別の胃癌組織も見てみましょう．図2B➡は幽門腺化生の細胞で，MUC6陽性でCDX2は陰性です．➡ではCDX2が発現しています．腸上皮化生に変化するためと思われます．しかしMUC6陽性のままです（図2B➡）．このCDX2陽性にもかかわらず，MUC6陽性の細胞たちが癌です（図2B➡：癌）．このようにMUC6陽性でCDX2が発現した細胞の一部は癌化しているのです．

2 CDX2の細胞に与える役割

以上をふまえ，筆者はCDX2が癌化に関与していると考え，CDX2が細胞に与える影響について調べてみました．東京大学の畠山教授の教室から「CDXが発現する際はSALL4やKLF5というようなリプログラミング遺伝子（幹細胞性遺伝子）も異常に活性化する」とい

Ⓐ 症例2の腸上皮化生発生と癌発生の組織像

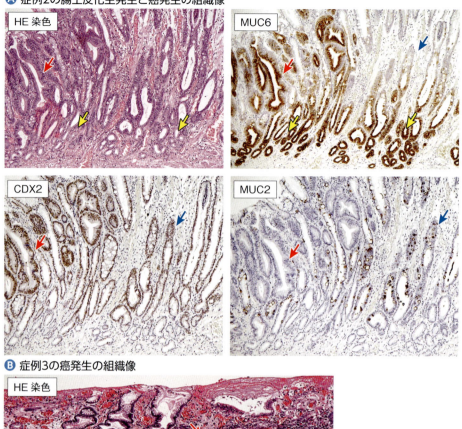

Ⓑ 症例3の癌発生の組織像

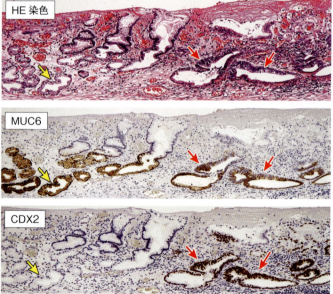

図2 胃癌発生の組織像

う論文[5)]がでているのを見つけました．リプログラミングによって生じた未分化な細胞は容易に癌化する性質を獲得していると考えられます．すなわちピロリ菌感染があっても腸上皮化生の発生だけで一生を終える症例の方が多いのですが，なかには癌を発生する症例もあるわけです．**MUC6腺管が癌の発生母地でCDX2が癌化の引き金**というのが筆者の考えです．

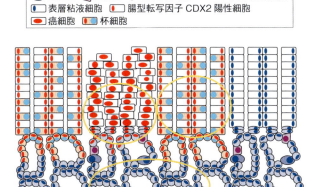

図3 遺伝子解析を行った部位
黄色○枠がレーザーマイクロダイゼクションで組織を剥がし取った部位

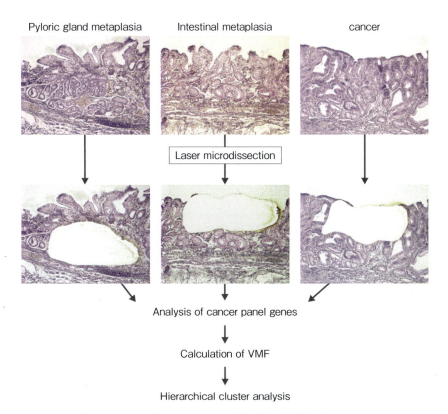

図4 レーザーマイクロダイセクションの前と後の組織写真
文献3より引用

3 遺伝子解析による検討

　そこで癌の部分，腸上皮化生の部分，MUC6陽性細胞である幽門腺化生の3カ所の組織（図3）をレーザー・マイクロダイセクションで剥がしとり（図3○，図4の写真），それらの細

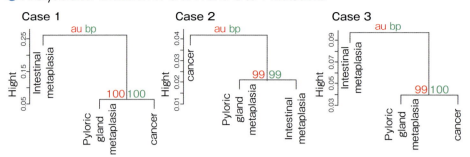

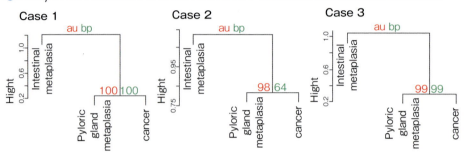

図5 遺伝子解析の結果
文献3より引用

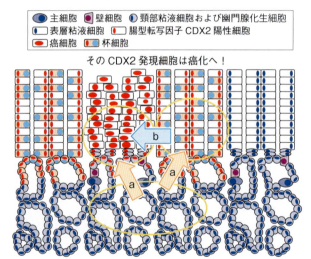

図6 遺伝子解析の結果のシェーマ

胞の遺伝子解析を行い，それぞれの組織の関係を調べてみました（図5 Ⓐ Ⓑ）．3例の胃癌で検討しましたが，2例は癌と腸上皮化生とは遺伝子的にまったく類似性はなく，癌も腸上皮化生もその深部に存在する幽門腺化生に由来する遺伝子との結果でした（図6aの経路）．1例は腸上皮化生と胃癌の遺伝子は類似しており，腸上皮化生からの癌化の可能性も考えられる（図6bの経路）という結果でした．すなわち遺伝子的にも，幽門腺化生が癌の母地であり，CDX2が癌化の引き金になっているという考え方は有力であることが判明しました．

4 慢性胃炎の萎縮発生から胃癌発生までのプロセス

以上のプロセスをシェーマでわかりやすくまとめました．図7Ⓐは正常の胃底腺粘膜です．ピロリ菌感染で主細胞は頸部粘液細胞様の粘液細胞に先祖返りを開始し，幽門腺化生が発生しはじめます（図7Ⓑ）．胃底腺粘膜領域でこのような萎縮変化（幽門腺化生）が広がっていきます（図7Ⓒ）．しかし胃型細胞である限り，ピロリ菌からの攻撃が続くために胃の細胞たちは腸型の細胞になってピロリ菌からの攻撃から逃げようとします．すなわちCDX2が発現します（図7Ⓓ）．そしてCDX2が発現した細胞たちは腸型の細胞（腸上皮化生）になります（図7Ⓔ）．他の部分の胃型細胞にもCDX2が発現します（図7Ⓔ）．こうして腸上皮化生があちこちに出現していきます（図7Ⓕ）．しかしこのような経過の最中にCDX2を発現した細胞たちから，リプログラミングの異常などによりときに癌細胞が発生する（図7Ⓖ）というのが筆者のストーリーです．腸上皮化生から癌が発生するのではなく，腸上皮化生が発生しはじめた胃はCDX2が発現している胃であり，CDX2発現により癌はいつでも発生するリスクを伴っている，という考えです．

5 腸上皮化生が存在しない胃からの胃癌発生

図7のように考えれば，一生，腸上皮化生発生のみで終わる方もいらっしゃいますし，最初のCDX2発現で癌化する方もいらっしゃると考えられます．もしそのような胃癌が存在すれば，腸上皮化生の存在しない胃のなかにCDX2陽性の胃癌が存在することになります．そんな胃癌が存在しないか，と探していましたら1例めぐり合いました．

症例④ 腸上皮化生の存在しない胃癌，60歳台女性

201X年，体下部前壁に0-Ⅱc胃癌を発見されESD治療されました．そのときの内視鏡画像が図8です．萎縮はC-2程度で軽度です（図8Ⓐ）．体下部前壁に色調変化と凹凸があり，病変が発見されました（図8Ⓑ）．図8ⒸはNBI像です（図8Ⓒ：Bの赤□枠）．癌はtub1癌で粘膜内癌でした．ESD後，ピロリ菌陽性が確認され，除菌されました．これらは筆者の前任者により施行されました．

201X＋2年，筆者の外来に経過観察で受診されました．図9ⒶがESDの瘢痕部です．そこをNBI拡大観察したところ癌の再発はもちろんありませんが，瘢痕部と周囲粘膜は胃底腺粘膜と判断できる拡大像でした（図9Ⓑ）．さらにできる限りの領域の胃粘膜を拡大観察しましたが，ほぼ胃底腺粘膜で腸上皮化生と診断できる粘膜は存在しませんでした．筆者は腸上皮化生への変化のために，CDX2が発現したその最初の細胞たちがその時点で癌化したのではないか，と考えました．その場合，癌部のみがCDX2陽性になっているはずです．それを確認するためにESD組織標本を免疫染色することにしました．

図10がESD組織標本です．図10⇨が癌腺管です．その下にはMUC6陽性の幽門腺化生腺管が広がっています．そしてCDX2は癌腺管のみに陽性でした．ESD組織標本のどこにも腸上皮化生は存在しませんでした．また癌以外にCDX2陽性細胞は存在しませんでした．

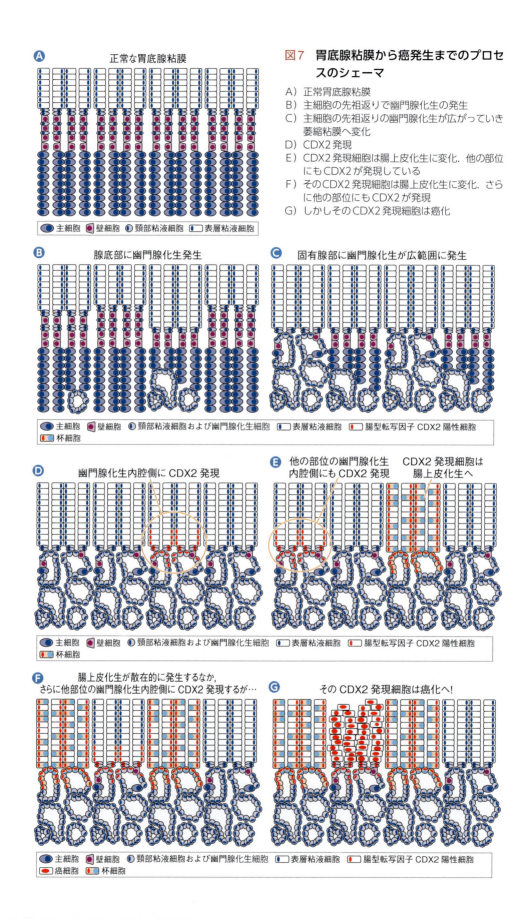

図7 胃底腺粘膜から癌発生までのプロセスのシェーマ
A) 正常胃底腺粘膜
B) 主細胞の先祖返りで幽門腺化生の発生
C) 主細胞の先祖返りの幽門腺化生が広がっていき萎縮粘膜へ変化
D) CDX2発現
E) CDX2発現細胞は腸上皮化生に変化. 他の部位にもCDX2が発現している
F) そのCDX2発現細胞は腸上皮化生に変化. さらに他の部位にもCDX2が発現
G) しかしそのCDX2発現細胞は癌化

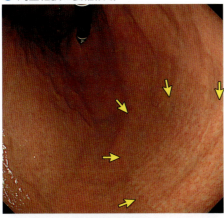
Ⓐ 周囲粘膜の萎縮領域

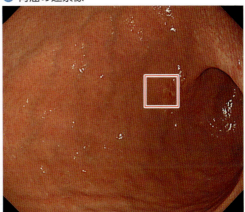
Ⓑ 胃癌の遠景像

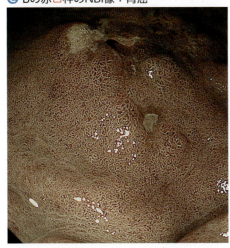
Ⓒ Bの赤□枠のNBI像：胃癌

図8 症例4：腸上皮化生の存在しない胃からの胃癌発生の内視鏡像（ESD治療前）

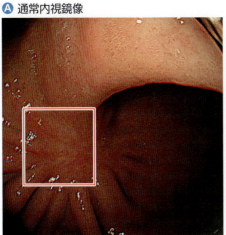
Ⓐ 通常内視鏡像

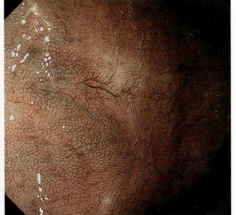
Ⓑ Aの赤□枠のNBI拡大像

図9 症例4（図5の癌）のESD2年後の内視鏡像

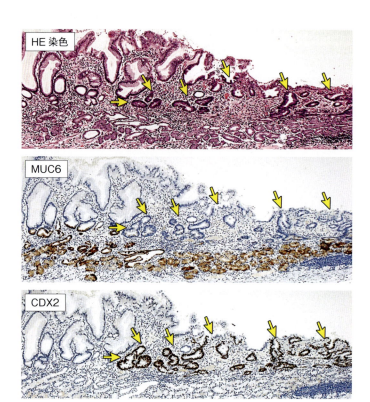

図10　症例4の胃癌（図5BC）の組織像

 癌細胞にCDX2が陽性になるのはおもしろいね．バレット癌も大部分がCDX2陽性らしいよ．

 バレットも腸上皮化生が発生するから同じような機序の癌発生かもしれないね．

 欧米のlong segment Barrett esophagusは腸上皮化生を発生していることが多いし，欧米の医師は腸上皮化生から癌が発生している，と主張しているよね．

 でも日本のshort segment Barrett esophagus（SSBE）は癌を伴っていても腸上皮化生を伴っていないことも多くて，日本の医師はバレット癌は腸上皮化生から発生するわけではないと主張しているよね．

 日本のSSBEからの癌もCDX2がほとんど陽性ってことは，CDX2が発現した時点で癌化する症例が多いんじゃないのかな，前述の腸上皮化生の存在しない胃癌みたいに．そうすると，結果的に腸上皮化生のないSSBEに癌が発生していることになるよね．もちろんCDX2発現細胞が腸上皮化生になれば腸上皮化生を伴ったSSBEということになるけどね．

■ 文献

1）Correa P：A human model of gastric carcinogenesis. Cancer Res, 48：3554-3560, 1988（PMID：3288329）

2）八木一芳, 他：ヘリコバクター・ピロリ感染における腸上皮化生と癌の関係. 日本消化器病学会雑誌, 116：A49, 2019

3）Yagi K, et al：Pyloric-gland metaplasia may be an origin of cancer and intestinal metaplasia with possible CDX2 expression. Gastroenterol Rep（Oxf）, 9：370-373, 2021（PMID：34567570）

4）Tatematsu M, et al：Independent induction of intestinal metaplasia and gastric cancer in rats treated with N-methyl-N'-nitro-N-nitrosoguanidine. Cancer Res, 43：1335-1341, 1983（PMID：6825103）

5）Fujii Y, et al：CDX1 confers intestinal phenotype on gastric epithelial cells via induction of stemness-associated reprogramming factors SALL4 and KLF5. Proc Natl Acad Sci USA, 109：20584-20589, 2012（PMID：23112162）

第8章 除菌後胃癌に出現する非癌表層上皮の由来

1 除菌後胃癌に観察される非癌表層上皮の現在までの知見

除菌後胃癌が近年は増加しています。その内視鏡的特徴は**胃炎様**[1~4]であることが多く，診断が困難なことが多いことは広く知られています。その原因として筆者らは非癌上皮が癌上皮とモザイクに出現することが原因の1つ[3]とあげてきました。一方，Kitamuraらは癌が表層で高度に分化して，そのために胃炎様に見えると報告し，それらをepithelium with low-grade atypia（ELA）と呼んでいます[2]。さらにMasudaらは遺伝子解析よりELAは癌由来であり，高度に分化した癌細胞であると結論づけています[5]。しかし筆者らの検討ではELAと判断できる上皮は見つけることはできず，観察される表層の異型の弱い上皮は非癌上皮であるという立場です[3]。

2 非癌表層上皮発生の検討方法

筆者はどのように除菌後胃癌の表層の非癌上皮が発生しているのかを，ESD組織標本の免疫染色から検討することとしました[6]。

検討には除菌成功から1年以上経過（平均7年，最長15年）した症例40病変を選びました。除菌判定は尿素呼気試験と便中抗原の両者が陰性の症例としました。癌と周囲粘膜の両者が入った部分を選び，連続切片を作成し，HEの他にMUC6，MUC5AC，CDX2，MUC2，CD10，Ki67の免疫染色を行いました。

3 非癌表層上皮の発生機序の検討

病変部は**表**のように3パターンとなりました。BとCに関しては発生の機序の推定を含めてシェーマと組織像を示します。

① B. 周囲の非癌上皮が癌の上に覆うように側方に伸びている病変

まずBのタイプです。通常は癌と非癌粘膜は**図1Ⓐ**のようになっています（**図1Ⓐ**黄色：非癌上皮，だいだい色：非癌の固有腺管，紫色：癌細胞）。**図1Ⓐ➡**の方向で非癌上皮が側

表　除菌後胃癌の上皮の検討結果（40病変）

A. 表層に非癌上皮なし	13病変
B. 周囲の非癌上皮が癌の上に覆うように側方に伸びている病変	6病変
C. 深部腺管から非癌上皮が発生して表層に出現していると思われる病変	21病変

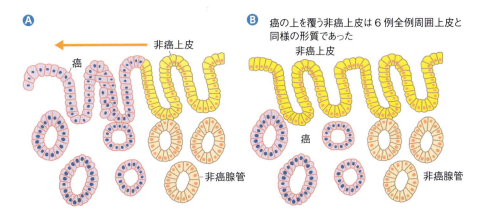

図1 非癌表層上皮の発生機序（B．周囲の非癌上皮が癌の上に覆うように側方に伸びている病変）

方に伸びて癌腺管の上を覆うと，図1Bのようになります（図1B黄色：非癌上皮，だいだい色：非癌の固有腺管，紫色：癌細胞）．

実際の組織像を示します（図2）．図2Aは弱拡大像です．右側に胃底腺粘膜が存在し，⇨に癌腺管が存在します（図2A⇨：癌腺管）．これらの⇨の癌腺管の上に非癌上皮が覆っています（図2A）．図2Bに癌腺管の上に非癌上皮が覆った部分の拡大像を示します（図2B⇨：癌腺管）．4例は周囲も癌を覆った上皮も胃型の非癌上皮でした．2例は周囲も癌を覆った上皮も腸上皮化生でした．すなわち6例とも周囲と癌を覆った上皮は同じ形質でした．

② C．深部腺管から非癌上皮が発生して表層に出現していると思われる病変

次にCのタイプを示します．この組織像の発生機序はちょっと複雑です．組織像を検討するなかで構築した筆者の理論をまずシェーマで説明します．図3Aを見てください．だいだい色はMUC6陽性の非癌腺管です．きわめて早期のtub1癌は腺底部にMUC6陽性腺管が存在することが非常に多いです．黄色の上皮は非癌上皮です．胃型のこともありますがCDX2陽性となり腸上皮化生のことも多いです．紫色が癌細胞です．除菌され炎症が消失すると，癌細胞より非癌細胞が元気になるであろうと推察されます．すると図3Bのように増殖帯で発生した非癌上皮は癌細胞を押しやり窩間部付近まで伸展してくると推定されます．窩間部の細胞はもともと時間が経過したら捨てられる細胞です．癌上皮でもその性格は残っていると推察できます．よって窩間部の癌細胞は容易に非癌細胞に置き換わると推測されます．そして図3Cのような組織像ができあがると考えられます．このように一部のMUC6腺管とつながった非癌上皮が腺窩から発生して窩間部に広がり，結果的に癌上皮とモザイクを形成する組織像ができあがる，と筆者は考えています．

実際の組織像を見ていきます（図4）．窩間部には非癌上皮が存在します（図4A▷：非癌上皮）．それらの非癌上皮の下には癌腺管が存在しますが，その大部分はMUC6陽性です．**第7章**に述べたように発生早期の癌細胞はMUC6陽性が多いです．腺底部には非癌のMUC6陽性細胞が存在しています（図4A右のMUC6染色➡の腺管）．表層の非癌上皮（図4B▷）はMUC5ACとMUC2の両者が陽性で胃腸型，すなわち不完全型腸上皮化生です．癌腺管は一部MUC2陽性ですが，MUC5ACは陰性で表層の非癌上皮とは形質が異なることがわかり

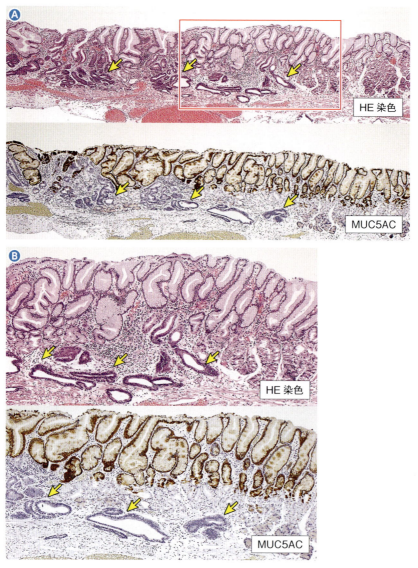

図2 周囲の非癌上皮が癌の上に覆うように側方に伸びている病変（Bのタイプ）の組織像（BはAの赤□枠の拡大像）

ます（図4Ⓑ）．そして図4Ⓒを見てください．腺底部のMUC6陽性腺管からCDX2陽性になった上皮（CDX2の免疫染色の写真はここではありませんが，MUC2陽性部分よりCDX2は陽性となっています）がMUC2陽性上皮になって表層に向かっています（図4Ⓒ赤点線⭕の腺管と上皮）．赤点線⭕内は腺管も上皮も非癌です．そしてこれらは図4Ⓒ▷のように窩間部の非癌上皮に連続しています．図4Ⓒの組織像より非癌腺管と非癌上皮が癌腺管の間の隙間から表層に向かって進展して窩間部に広がっていく様子を理解できると思います．

別の病変を見てみます．図5Ⓐを見てください．HEでは表層の非癌上皮ははっきりしません．しかし連続切片の免疫組織で腺底部のMUC6陽性腺管（図5Ⓒ➡の腺管）がMUC5AC陽性上皮（図5Ⓑ➡，この上皮は非癌上皮）につながり，癌腺管の隙間からこの非癌上皮が表層に到達しているのがわかります（図5Ⓑ）．連続切片のMUC2染色よりこの表層に到達す

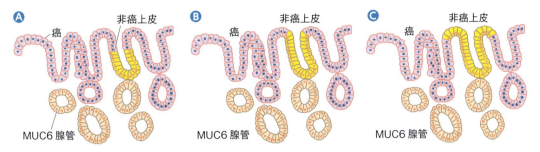

図3 深部腺管から非癌上皮が発生して表層に出現していると思われる病変（Cのタイプ）の発生

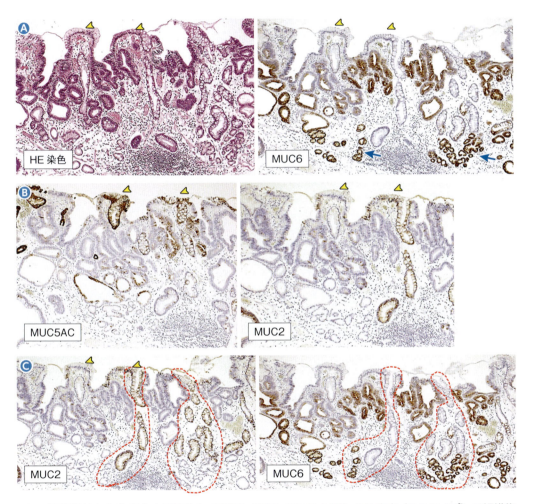

図4 深部腺管から非癌上皮が発生して表層に出現していると思われる病変（Cのタイプ）の組織像

る非癌上皮はMUC5ACとMUC2の両者が陽性の胃腸型の上皮，すなわち不完全型腸上皮化生であることがわかります（図5 ⒷⒸⒹ⇨：胃腸型の非癌上皮．MUC6陽性腺管から連続的に続いている）．図5 Ⓒの腺底部のMUC6陽性腺管は図5 Ⓑ→の腺管と同じ腺管で，⇨のMUC5AC上皮（図5 Ⓑ）（この上皮はMUC2も陽性で不完全型腸上皮化生です．図5 Ⓓ）に連続しています．

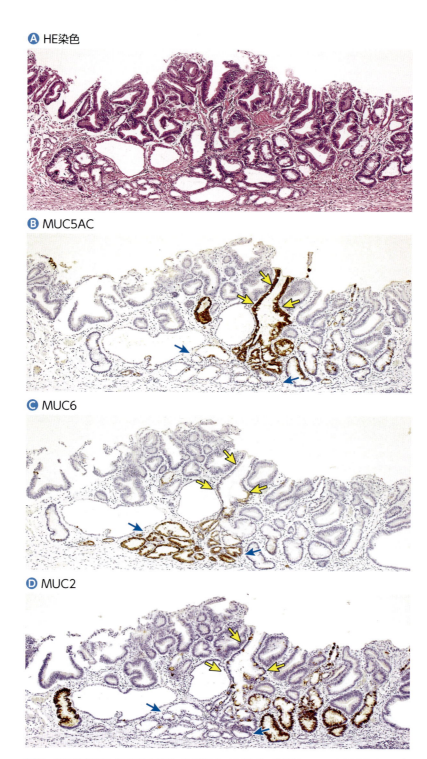

図5 深部腺管から非癌上皮から発生して表層に出現していると思われる病変（Cのタイプ）の組織像

このように免疫染色から検討することでモザイク状に癌腺管と非癌上皮が混在する機序が理解できます．ただしこれを理解するには**第3章**の腸上皮化生発生の機序と，**第7章**の分化型癌発生の機序を理解する必要があります．理解できなかった方は**第3章**と**第7章**をもう一回復習してください．

■ 文献

1）Kobayashi M, et al：Magnifying narrow-band imaging of surface maturation in early differentiated-type gastric cancers after *Helicobacter pylori* eradication. J Gastroenterol, 48：1332-1342, 2013（PMID：23420575）

2）Kitamura Y, et al：Characteristic epithelium with low-grade atypia appears on the surface of gastric cancer after successful *Helicobacter pylori* eradication therapy. Helicobacter, 19：289-295, 2014（PMID：24766284）

3）Saka A, et al：Endoscopic and histological features of gastric cancers after successful *Helicobacter pylori* eradication therapy. Gastric Cancer, 19：524-530, 2016（PMID：25752268）

4）Hori K, et al：Morphological Characteristics of Early Gastric Neoplasms Detected After *Helicobacter pylori* Eradication. Dig Dis Sci, 61：1641-1651, 2016（PMID：26423081）

5）Masuda K, et al：Correction to：Genomic landscape of epithelium with low-grade atypia on gastric cancer after *Helicobacter pylori* eradication therapy. J Gastroenterol, 55：666, 2020（PMID：32307597）

6）八木一芳，他：除菌後胃癌における腫瘍表層部組織学像の検討．日本消化器病学会雑誌，117：A56, 2020

索 引

index

欧文

A ~ C

A–B分類	47
capillaries	11
CDX2	159
collecting venules	11

E ~ G

ELA（epithelium with low-grade atypia）	168
F線（F-line）	42
f線（f-line）	42
green epithelium	81, 120

L ~ N

light blue crest	50, 123, 136
MALTリンパ腫	110
MUC5AC	26
MUC6	26
NBI	81

P ~ R

pits	11
RAC（regular arrangement of collecting venules）	10, 105

T ~ W

tub1	125
tub2	125
white zone	17

和文

あ行

胃型腺腫	145
萎縮	25
萎縮粘膜	37
胃小区	51
胃小溝	51
胃腸混合型腸上皮化生	84
胃底腺	26
胃底腺型胃癌	104
胃底腺粘膜	10, 26
印環細胞癌	99
黄色調病変	59

か行

拡大内視鏡	47
活動性胃炎	37
管状腺癌	125
完全型腸上皮化生	84
既感染	38
穹窿部粘膜	10
頸部粘液細胞	26
高分化管状腺癌	125

さ行

杯細胞	157
集合細静脈	10, 11
主細胞	26
除菌後胃癌	168
正常胃	8
腺開口部	11
腺窩上皮	26
腺窩上皮型胃癌	114
腺境界	37
腺腫	135
腺腫内癌	146
腺腫の癌化	146

た行

褪色調病変	60, 69
地図状発赤	43
中間帯	42
中分化管状腺癌	125
腸型腺腫	135
腸上皮化生	84, 157
腸単独型腸上皮化生	84
手つなぎ癌	128

な行

内反性増殖	153

は行

非活動性胃炎	38
非癌腺管の伸長現象	118

ピンホール・ピット................52

不完全型腸上皮化生..........81, 84

副細胞.........................26

フロント.....................145

分化型胃癌...................157

噴門腺粘膜....................14

壁細胞........................26

発赤調病変................56, 67

ま行

慢性胃炎.....................25

未分化型胃癌.................99

毛細血管.....................11

や行

幽門腺化生...............28, 157

幽門腺腺腫...................145

幽門腺粘膜....................9

ら行

ラズベリー型胃癌...........114

プロフィール

著　者

八木　一芳（やぎ　かずよし）
新潟県労働衛生医学協会

● 略歴
1984年 新潟大学医学部卒業
1987年 より新潟大学第3内科(現消化器内科)にて消化管を中心に研究
1994年 より新潟県立吉田病院に内科医長として勤務
2000年 より同病院，内科部長
2016年 より同病院，診療部長
2017年 より新潟大学地域医療教育センター・魚沼基幹病院　消化器内科　特任教授
2023年 より新潟県労働衛生医学協会

● 読者へのメッセージ
　僕は組織を見るのが大好きです．「先生は病理が得意ですね」とよく言われますが，答えは「ブー！」です．僕の組織の読み方，そして考え方は生物学的だと自分では思っています．
　僕は病理学教室で学んでいませんし，組織も独学です．でも大好きです．特に「この細胞はどこから来ているのか，どの細胞が由来なのか」などを顕微鏡を見ながら考えるのが大好きです．
　癌か否かなどの解釈は病理の先生に従いますが，病態などは動物実験などの生物学全般の意見をしばしばとり入れます．そして自分独自の解釈を加えていきます．
　顕微鏡の中の組織から生命体のいろいろな変化が見えてきます．1つ1つの細胞の化生などの変化がどのような意味をもっているのか，などを想像させてくれます．ぜひ，本書でそのようなイマジネーションを感じてください．そしてNBI拡大内視鏡観察や酢酸併用拡大内視鏡観察から得た表層からの構造と組織像の垂直断面の構造から三次元の生体像をイメージして生命体の立体構造を楽しんでいただけたら幸いです．

病理監修

味岡　洋一（あじおか　よういち）
新潟大学名誉教授
新潟県済生会支部・済生会新潟県央基幹病院

● 略歴
1984年　　新潟大学医学部卒業
　　　　　新潟大学大学院医学専攻科入学（病理学第一講座）
1988年　　同　大学院修了
1990年 より新潟大学医学部病理学第一講座　助手
1995年 より新潟大学医学部病理学第一講座　助教授
　　　　　オークランド大学（NZ）病理学教室留学
2005年 より新潟大学大学院医歯学総合研究科　分子・診断病理学分野（旧　病理学第一講座）　教授
2006年 より新潟大学医歯学総合病院　病理部長（兼務）
2024年 より新潟県済生会支部・済生会新潟県央基幹病院

● 読者へのメッセージ
　「模倣・蓄積・創造」は，さまざまな分野でその発展過程としての重要性が強調されている言葉です．診断学に関して言えば，（病理診断，内視鏡診断を問わず）その出発点は指導医，先輩，書籍などからその体系を学び模倣してゆくことでしょう．しかし模倣（さらには経験）をいくら蓄積しても，実際の医療の場では思ったほどには役に立たないように思います．いずれは限界が訪れます．一定量を蓄積したら，一端その中身をばらばらにして自分のなかで再構成・体系化し，独自の診断学を作りあげることが必要です．独自の診断学でなければ，実戦には役に立たないのです．読者が自身の診断学を創造するために，本書を1つのステップとして活用いただければと思います．

「なぜ」がわかる！胃炎・胃癌の内視鏡診断

2024年11月10日　第1刷発行

著　者　　八木一芳
病理監修　味岡洋一
発行人　　一戸裕子
発行所　　株式会社　羊　土　社
　　　　　〒101-0052
　　　　　東京都千代田区神田小川町2-5-1
　　　　　TEL　　03（5282）1211
　　　　　FAX　　03（5282）1212
　　　　　E-mail　eigyo@yodosha.co.jp
　　　　　URL　　www.yodosha.co.jp/

ⓒ YODOSHA CO., LTD. 2024
Printed in Japan

ISBN978-4-7581-1083-9

印刷所　　三報社印刷株式会社

本書に掲載する著作物の複製権，上映権，譲渡権，公衆送信権（送信可能化権を含む）は（株）羊土社が保有します．
本書を無断で複製する行為（コピー，スキャン，デジタルデータ化など）は，著作権法上での限られた例外（「私的使用のための複製」など）を除き禁じられています．研究活動，診療を含み業務上使用する目的で上記の行為を行うことは大学，病院，企業などにおける内部的な利用であっても，私的使用には該当せず，違法です．また私的使用のためであっても，代行業者等の第三者に依頼して上記の行為を行うことは違法となります．

JCOPY ＜（社）出版者著作権管理機構 委託出版物＞
本書の無断複写は著作権法上での例外を除き禁じられています．複写される場合は，そのつど事前に，（社）出版者著作権管理機構（TEL 03-5244-5088，FAX 03-5244-5089，e-mail：info@jcopy.or.jp）の許諾を得てください．

乱丁，落丁，印刷の不具合はお取り替えいたします．小社までご連絡ください．

羊土社のオススメ書籍

上部消化管内視鏡診断の基本とコツ

内視鏡検査の「実際どうする?」をエキスパートがすべて解決

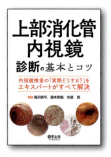

滝沢耕平,濱本英剛,市原　真／編

食道・胃・十二指腸の内視鏡診断に挑む前に必要な知識,白色光・IEEなど観察のポイントに加えて,しっかり病理も解説.「実際どうなの?」が解決できるQ&Aも収録.

■ 定価7,920円(本体7,200円+税10%) ■ B5判 ■ 317頁 ■ ISBN 978-4-7581-1077-8

食道・胃・十二指腸ESDの基本とコツ

部位別・シチュエーション別の治療手技・戦略を伝授

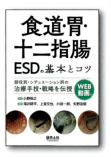

小野裕之／監,滝沢耕平,上堂文也,小田一郎,矢野友規／編

上部消化管ESDの最強攻略本!ITナイフを中心とした基本手技や「現場の疑問」を解説!近年内視鏡治療が増えてきた十二指腸病変の治療戦略・考え方もカバー.

■ 定価11,000円(本体10,000円+税10%) ■ B5判 ■ 271頁 ■ ISBN 978-4-7581-1074-7

大腸内視鏡診断の基本とコツ

エキスパートならではの見かた・着眼点で現場の疑問をすべて解決

田中信治／監,永田信二,岡　志郎／編

大腸内視鏡診断の「そこが知りたかった」を解決!解剖から通常観察,IEEや病理までを網羅.さらに若手から集めた「現場での疑問」に対しQ&A形式で解説.

■ 定価8,800円(本体8,000円+税10%) ■ B5判 ■ 231頁 ■ ISBN 978-4-7581-1067-9

大腸EMR・ESDの基本とコツ

エキスパートならではの治療手技・戦略を伝授

田中信治／監,永田信二,岡　志郎／編

必要な機器・器具から治療戦略まで,内視鏡治療の基本手技をまるっと解説.若手内視鏡医から集めた「現場での疑問」も多数掲載し,「そこが知りたかった!」が解決できる!

■ 定価9,900円(本体9,000円+税10%) ■ B5判 ■ 319頁 ■ ISBN 978-4-7581-1070-9

発行　羊土社 YODOSHA
〒101-0052 東京都千代田区神田小川町2-5-1　TEL 03(5282)1211　FAX 03(5282)1212
E-mail : eigyo@yodosha.co.jp
URL : www.yodosha.co.jp/

ご注文は最寄りの書店,または小社営業部まで

羊土社のオススメ書籍

消化器内視鏡 大圃流の基本手技

大圃　研, 港　洋平／編

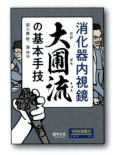

「大圃組」の先生たちが内視鏡検査・治療の基本手技をわかりやすく解説！初学者がまず身につけたい，上部・下部消化管・胆膵と内視鏡全般の具体的な手技・手順が満載．

■ 定価6,930円（本体6,300円＋税10％）　■ B5判　■ 384頁　■ ISBN 978-4-7581-1072-3

より上手く！より早く！ 大圃流ESDセミナー

大圃　研, 港　洋平／著

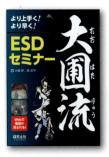

「教科書通りにやっても上手くいかない」「施術時間が長時間に及ぶ」等の悩みを解決！カリスマ医師が"手技の感覚的なコツ"をわかりやすい言葉で伝授！Web動画付き！

■ 定価9,350円（本体8,500円＋税10％）　■ B5判　■ 223頁　■ ISBN 978-4-7581-1061-7

大圃流 消化器内視鏡の介助・ケア

大圃　研, 港　洋平, 青木亜由美, 佐藤貴幸, 志賀拓也／著

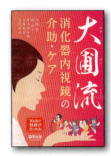

器具受渡し・操作，機器設定の使い分け，患者観察・対応のポイント…など皆が知りたい介助・ケアのコツを"具体的に"解説．スラスラ読めてすぐに活かせる！Web動画付き

■ 定価3,960円（本体3,600円＋税10％）　■ B5判　■ 278頁　■ ISBN 978-4-7581-1065-5

臨床医が知っておきたい 消化器病理の見かたのコツ　改訂版

福嶋敬宜, 佐野直樹, 山本博徳／編

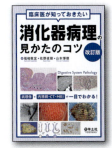

臨床医の素朴なギモンをふまえ，病理像の見かたのコツを病理医が伝授．1症例見開き2ページの解説だから，とっつきやすく学びやすい．内視鏡像など臨床情報も併せて掲載．

■ 定価6,820円（本体6,200円＋税10％）　■ B5判　■ 214頁　■ ISBN 978-4-7581-1078-5

発行　羊土社 YODOSHA　〒101-0052　東京都千代田区神田小川町2-5-1　TEL 03(5282)1211　FAX 03(5282)1212
E-mail：eigyo@yodosha.co.jp
URL：www.yodosha.co.jp/

ご注文は最寄りの書店，または小社営業部まで

羊土社のオススメ書籍

これで完璧！
胆膵内視鏡の基本とコツ
"うまくいかない"を解決する目からウロコのエキスパートの技

竹中 完／編

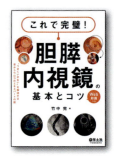

「うまく胆管挿管できない，ステントを留置できない」といった手技のモヤモヤもすっきり！
「口側隆起にCDをイメージ」「ESTはグーチョキパー」など完璧ポイントを解説！Web動画付き

■ 定価9,900円（本体9,000円+税10%）　■ B5判　■ 392頁　■ ISBN 978-4-7581-1071-6

胆膵内視鏡
診断・治療の基本手技　第4版

糸井隆夫／編

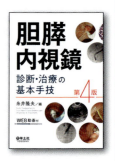

胆膵内視鏡に関わる医師必携！ERCP・EUSのバイブルが6年ぶりに改訂し，新しい技術やデバイスを盛り込みアップデート．初学者にも中級者にもオススメの1冊．

■ 定価10,450円（本体9,500円+税10%）　■ B5判　■ 352頁　■ ISBN 978-4-7581-1081-5

胆膵内視鏡のトラブルシューティング

糸井隆夫／編

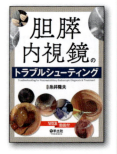

ERCP，EUSの診断・治療で出合うトラブルへの対応と予防策を豊富な画像と動画で解説．手技のコツ，偶発症ストラテジーほか，病変・患者背景に応じた考え方も身につく．

■ 定価11,000円（本体10,000円+税10%）　■ B5判　■ 285頁　■ ISBN 978-4-7581-1076-1

胆膵EUSセミナー
CT・シェーマ・動画と合わせてわかる手技の基本から治療まで

肱岡 範／著

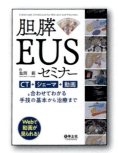

「何が見えているかわからない」の悩みに，EUSに加えシェーマやCTを用いてとことん解剖と手技を解説．さらにWeb動画つきで，実際のスクリーニングの動きも学べる

■ 定価9,900円（本体9,000円+税10%）　■ B5判　■ 304頁　■ ISBN 978-4-7581-1068-6

発行　羊土社 YODOSHA　〒101-0052 東京都千代田区神田小川町2-5-1　TEL 03(5282)1211　FAX 03(5282)1212
E-mail：eigyo@yodosha.co.jp
URL：www.yodosha.co.jp／　ご注文は最寄りの書店，または小社営業部まで

羊土社のオススメ書籍

すべての臨床医が知っておきたい
IBDの診かた

病態・重症度・患者背景から見極める、適切な治療選択

仲瀬裕志／著

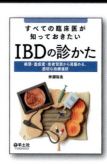

薬剤の種類が多い，病態が多様など悩ましいIBD．病態・疾患活動性と結びつけ治療を考えられるよう最新知見もふまえ解説．合併症や高齢・小児でおさえるべきこともわかる！

■ 定価5,500円（本体5,000円＋税10%）　■ A5判　■ 220頁　■ ISBN 978-4-7581-1080-8

すべての臨床医が知っておきたい
腸内細菌叢

基本知識から疾患研究、治療まで

内藤裕二／著

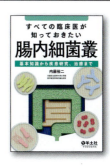

進展する腸内細菌研究のエビデンスとポイントを解説！「疾患との関わりでわかっていることは？」「プロバイオティクスはどれがよい？」腸内細菌叢に興味がある方にお勧め．

■ 定価4,730円（本体4,300円＋税10%）　■ A5判　■ 334頁　■ ISBN 978-4-7581-2369-3

すべての臨床医が知っておきたい
便秘の診かた

「とりあえず下剤」から卒業する！患者に合わせた診断と治療がわかる

中島　淳／編

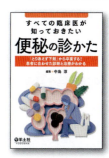

あらゆる科で遭遇する「便秘」の診断・治療のアルゴリズムを解説．多様化する便秘薬の使い分けと処方例も紹介．心血管イベントやCKDなど他疾患との注意点もよくわかる！

■ 定価4,400円（本体4,000円＋税10%）　■ A5判　■ 261頁　■ ISBN 978-4-7581-2391-4

すべての臨床医が知っておきたい
漢方薬の使い方

診療の手札を増やす！症状ごとにわかるエキス製剤の使い方とTips

安斎圭一／著

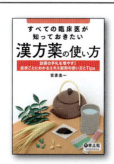

症状ごとによく使う漢方薬の特徴と使い方を解説．優しい説明で初学者の最初の1冊に，また使い慣れてきた方の基本情報の確認用に，すべての臨床にオススメしたい1冊です．

■ 定価4,950円（本体4,500円＋税10%）　■ A5判　■ 344頁　■ ISBN 978-4-7581-2403-4

発行　羊土社 YODOSHA　〒101-0052 東京都千代田区神田小川町2-5-1　TEL 03(5282)1211　FAX 03(5282)1212
E-mail：eigyo@yodosha.co.jp
URL：www.yodosha.co.jp/

ご注文は最寄りの書店，または小社営業部まで

羊土社のオススメ書籍

正常画像と比べてわかる 病理アトラス 第3版

マクロとミクロの対応で捉える病態

下 正宗, 長嶋洋治／編

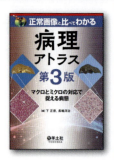

全身の正常構造と病変を網羅した超アトラスがアップデート！「正常な組織とは?病変の特徴は?」「患者さんに病態をビジュアルで説明したい」そんなあなたに最適の1冊!

■ 定価5,500円(本体5,000円+税10%)　■ A5判　■ 383頁　■ ISBN 978-4-7581-2408-9

あらゆる症例に対応できる！消化器がん薬物療法第3版

標準治療から難渋例の対応まで患者一人ひとりにベストな治療がわかる

室 圭, 加藤 健, 池田公史／編

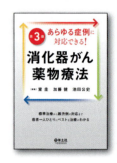

豊富なエビデンスを踏まえた標準治療から, 合併症・副作用が悩ましい難渋例まで対応できるようになる！症例別の解説で病態ごとの対応が具体的にわかる, 持ってて安心の1冊.

■ 定価6,380円(本体5,800円+税10%)　■ B5判　■ 487頁　■ ISBN 978-4-7581-1079-2

今日から使える 腹部CT読影ガイド

異常所見を見逃さないための系統的読影法

沖 達也／著, 山﨑道夫／監

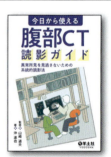

「どこ」を「どう」みればいいのか？その答えがわかる！読影時の目の動かし方や各臓器のチェックポイントで, 効率よく, 見落としなく読影する力が身につく！

■ 定価4,400円(本体4,000円+税10%)　■ A5判　■ 236頁　■ ISBN 978-4-7581-2414-0

まとめ抗菌薬

表とリストで一覧・比較できる、特徴と使い方

山口浩樹／著, 佐藤弘明／編

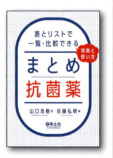

人気X(旧Twitter)アカウント「新米ID」を運営する著者と, ヒットメーカー佐藤弘明先生がタッグを組んだ, 要点がひと目でわかる抗菌薬の入門書！

■ 定価3,960円(本体3,600円+税10%)　■ A5判　■ 302頁　■ ISBN 978-4-7581-2413-3

発行 羊土社 YODOSHA

〒101-0052 東京都千代田区神田小川町2-5-1　TEL 03(5282)1211　FAX 03(5282)1212
E-mail : eigyo@yodosha.co.jp
URL : www.yodosha.co.jp/

ご注文は最寄りの書店, または小社営業部まで

羊土社のオススメ書籍

美しい画像で見る内視鏡アトラス 上部消化管
腫瘍から感染性・炎症性疾患まで、典型例とピットフォール画像で鑑別点を理解する

藤城光弘／監，小田島慎也，小野敏嗣／編

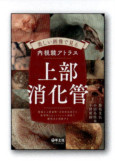

幅広い上部消化管疾患について高精細・高情報量の内視鏡画像を掲載し，疾患の特徴から鑑別のポイントまで診断に必須の知識を解説．すべての内視鏡医におすすめの一冊！

■ 定価7,920円（本体7,200円＋税10％）　■ B5判　■ 284頁　■ ISBN 978-4-7581-1084-6

美しい画像で見る内視鏡アトラス 下部消化管
腫瘍から感染性・炎症性疾患まで、典型例とピットフォール画像で鑑別点を理解する

田中信治／監，江﨑幹宏，岡　志郎／編

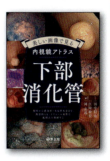

美しい画像で疾患ごとの特徴・違いがよくわかる！「下部消化管」では大腸・小腸の疾患を集め，見やすい見開き2ページ構成に．感染症やIBDの症例も豊富な美麗アトラス！

■ 定価7,920円（本体7,200円＋税10％）　■ B5判　■ 248頁　■ ISBN 978-4-7581-1085-3

医師のための処方に役立つ薬理学
診療が変わる！薬の考え方と使い方

笹栗俊之／著

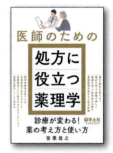

「薬理学」は日常診療にもっと使える！薬物相互作用・モニタリング・副作用などの「処方・診療に必須の知識」がポイントで理解できる．処方に携わる全医師におすすめの1冊．

■ 定価4,400円（本体4,000円＋税10％）　■ A5判　■ 414頁　■ ISBN 978-4-7581-2417-1

Pythonで体感！ 医療とAI はじめの一歩
糖尿病・乳がん・残存歯のデータ、肺のX線画像を使って機械学習・深層学習を学ぶ体験型入門書

宮野　悟／監，中林　潤，木下淳博，須藤毅顕／編

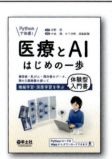

医療データとPythonを使って，機械学習や深層学習のしくみをざっくり学べる一冊．AI時代に必要なデータリテラシーの基本が身につく．生命科学研究者にもお勧め．

■ 定価3,960円（本体3,600円＋税10％）　■ A5判　■ 239頁　■ ISBN 978-4-7581-2418-8

発行　羊土社 YODOSHA　〒101-0052 東京都千代田区神田小川町2-5-1　TEL 03(5282)1211　FAX 03(5282)1212
E-mail：eigyo@yodosha.co.jp
URL：www.yodosha.co.jp/

ご注文は最寄りの書店，または小社営業部まで

羊土社のオススメ書籍

最速で身につける！消化器内視鏡の基本テクニック

とことんシンプルな解説とビジュアルでわかる操作の基本

宮本秀一／著

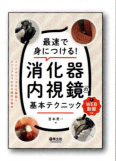

上部消化管・大腸での内視鏡の基本テクニックを図とともに噛み砕いて解説．基本姿勢などの初歩の初歩やトレーニング法まで押さえた，上達のためのエッセンスがつまった1冊．

■ 定価4,950円（本体4,500円＋税10%） ■ B5判 ■ 152頁 ■ ISBN 978-4-7581-1082-2

Dr.ヤンデルの臨床に役立つ消化管病理

臨床像・病理像の徹底対比で病変の本質を見抜く！

市原 真／著

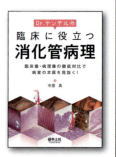

大腸と胃の病理像の見かた・考え方を軽妙な語り口でやさしく解説．マクロ所見を読み込み，内視鏡像と病理像を丁寧に対比することで病変の成り立ちや特徴がよくわかる．

■ 定価6,820円（本体6,200円＋税10%） ■ B5判 ■ 283頁 ■ ISBN 978-4-7581-1069-3

Dr.平澤の上部消化管内視鏡診断セミナー 上巻

がんを見逃さないための観察と病変拾い上げのコツ

平澤俊明／著，河内 洋／病理監修

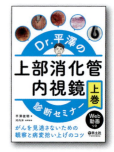

会話形式の本文と精細な内視鏡画像・動画で，上部内視鏡の手技や観察のコツが楽しく学べる実践書！上巻は内視鏡の基礎知識から，咽頭〜食道胃接合部を中心に解説！

■ 定価7,480円（本体6,800円＋税10%） ■ B5判 ■ 196頁 ■ ISBN 978-4-7581-1073-0

Dr.平澤の上部消化管内視鏡診断セミナー 下巻

がんを見逃さないための観察と病変拾い上げのコツ

平澤俊明／著，河内 洋／病理監修

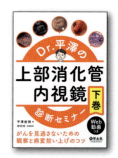

内視鏡のエキスパートが，自身の豊富な経験と知識を余すところなく伝えます！下巻は胃と十二指腸を中心に，精細な画像や動画で癌の拾い上げのコツをわかりやすく解説！

■ 定価7,920円（本体7,200円＋税10%） ■ B5判 ■ 252頁 ■ ISBN 978-4-7581-1075-4

発行 羊土社 YODOSHA

〒101-0052 東京都千代田区神田小川町2-5-1 TEL 03(5282)1211 FAX 03(5282)1212
E-mail：eigyo@yodosha.co.jp
URL：www.yodosha.co.jp/

ご注文は最寄りの書店，または小社営業部まで